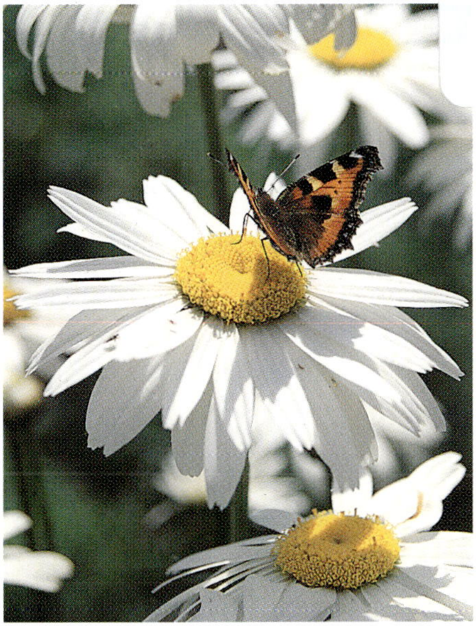

Homöopathie

für Garten- und Zimmerpflanzen

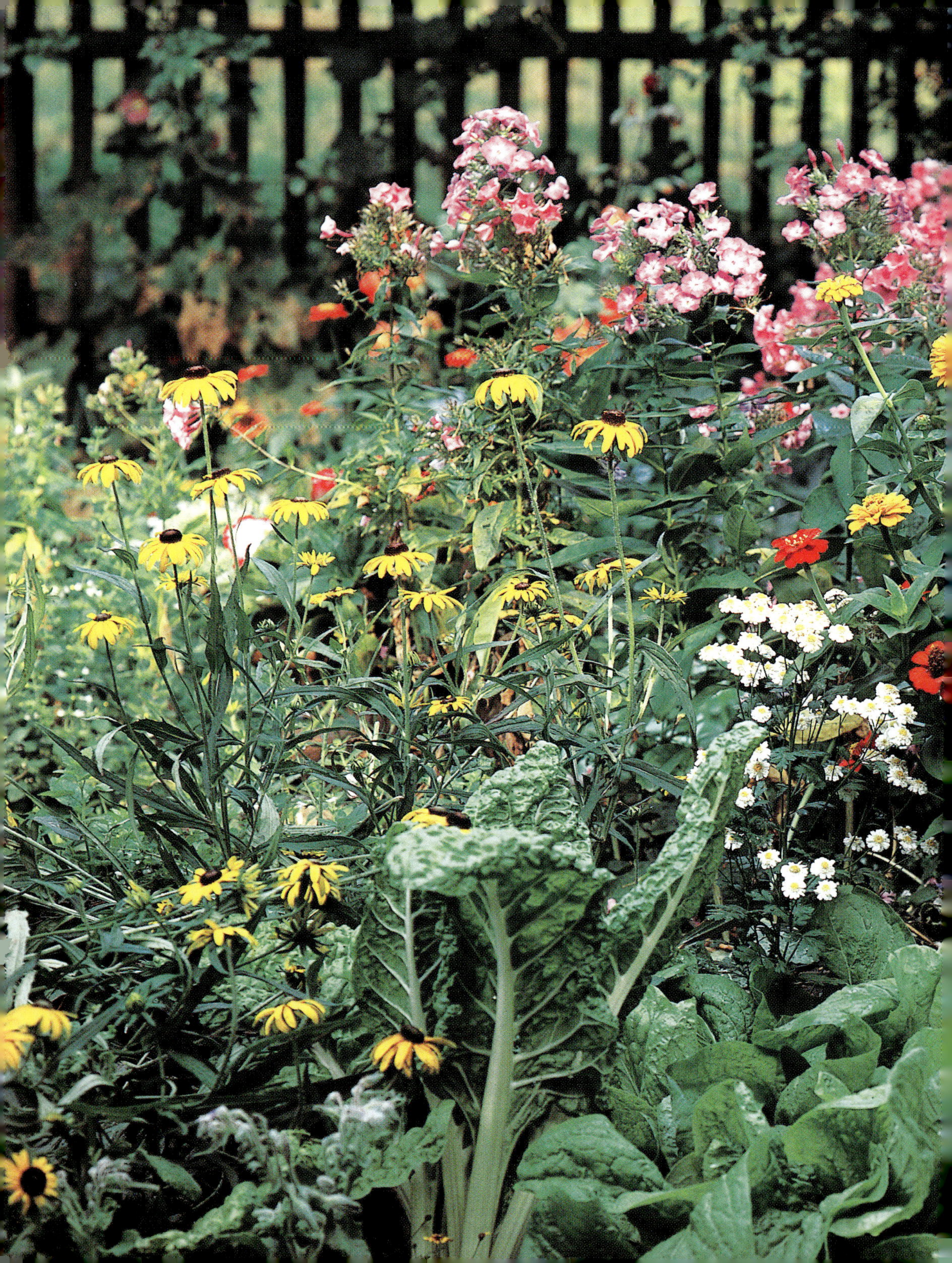

Rolf Würthle
(Hrsg.)

Homöopathie

für Garten- und Zimmerpflanzen

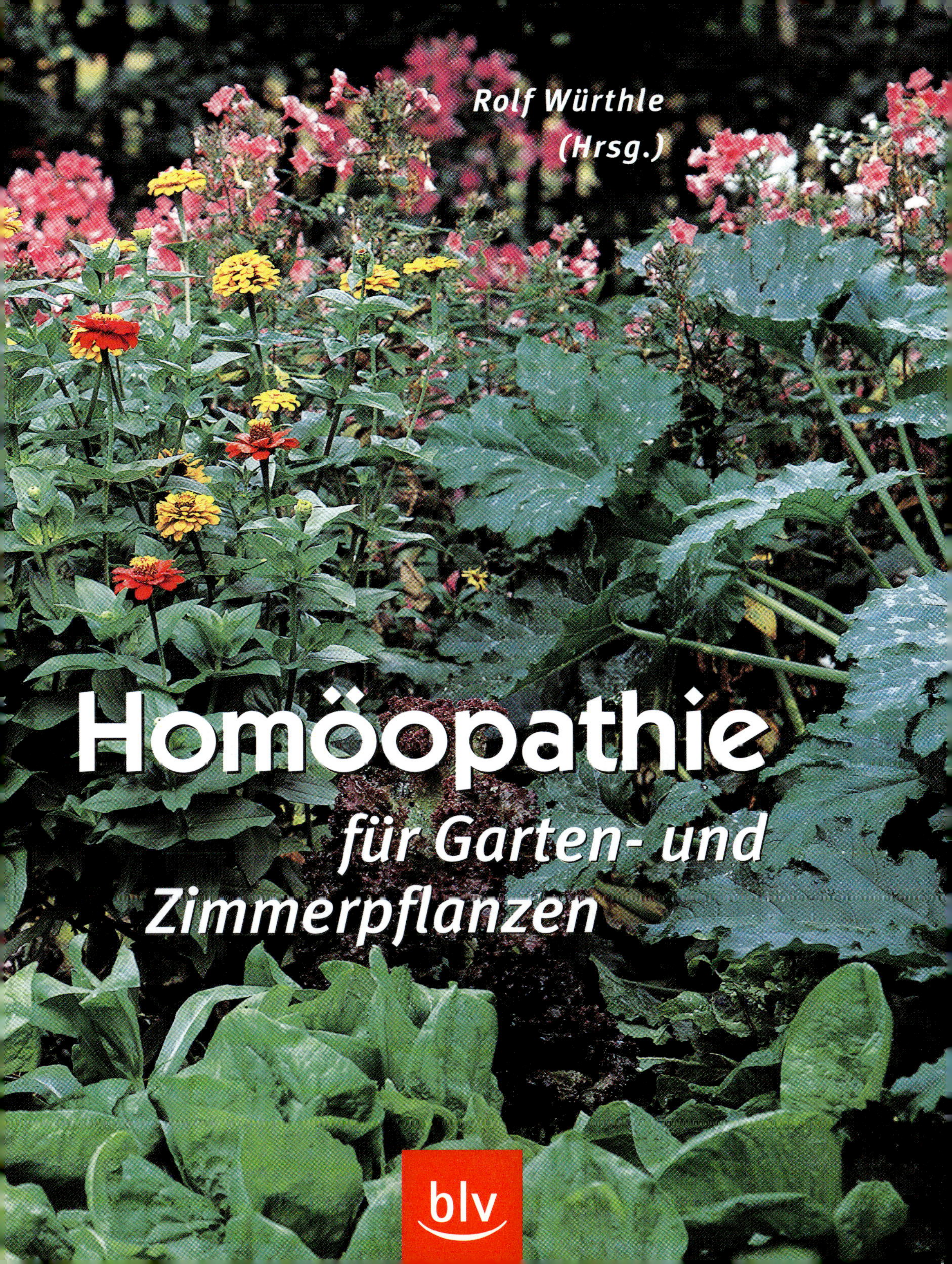

blv

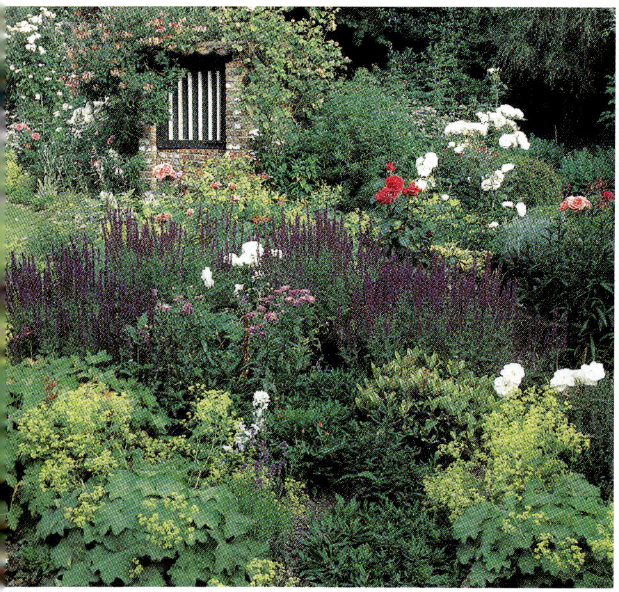

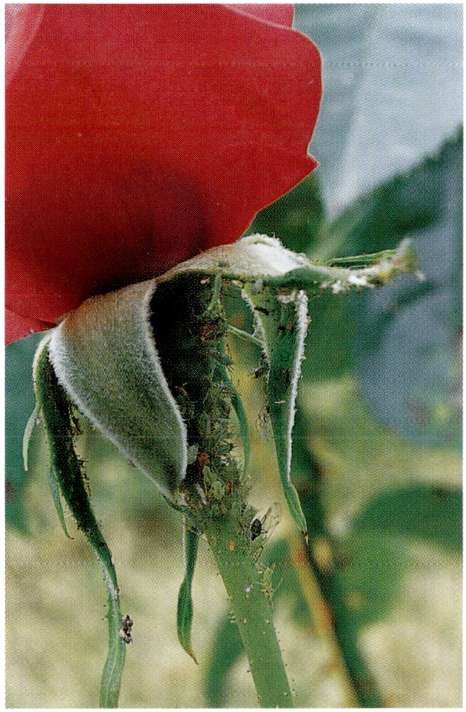

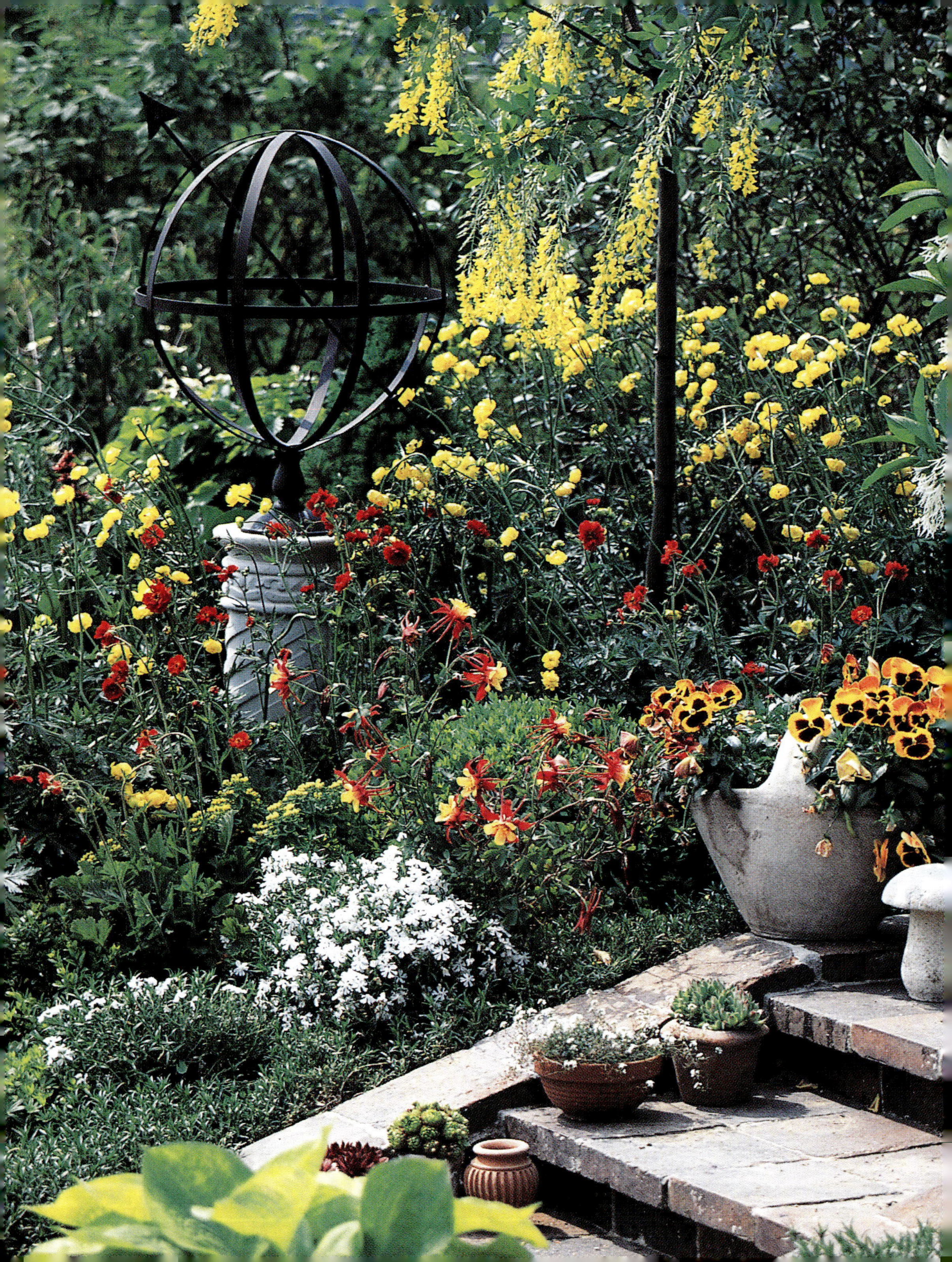

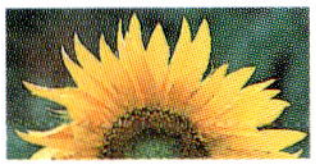

Was ist Homöopathie?

Katja Holler

Aus der Humanmedizin kennen wir die Homöopathie als sanfte Heilmethode ohne schädliche Nebenwirkungen, die gegen akute und chronische Krankheiten wirksam ist. **Homöopathie** bedeutet soviel wie »Heilen mit Ähnlichem«. Im Alltag wenden Sie das Ähnlichkeitsgesetz an, wenn Sie zum Beispiel kalte Hände mit Schnee einreiben, um sie zu erwärmen, oder wenn Sie bei starker Sonnenhitze heißen Tee trinken. Das entgegengesetzte Verhalten entspräche dem Contraria-Prinzip oder der **Allopathie:** Sie trinken dann zur Erfrischung eisgekühlte Getränke, wenn Sie erhitzt sind, oder halten durchgefrorene Hände ans Kaminfeuer. Dieses Prinzip wendet die herkömmliche Schulmedizin an und steht damit im krassen Widerspruch zur Homöopathie.

Die **Schulmedizin** versucht Krankheiten mit Mitteln und Medikamenten zu bekämpfen, die **den Symptomen entgegenwirken:** Gegen Schlafstörungen gibt man beruhigende Pillen, gegen Infekte Antibiotika. Damit werden aber oft nur die äußerlichen Symptome einer tief greifenden inneren Störung des Organismus unterdrückt und keineswegs die Ursache der Krankheit behoben.

In der **homöopathischen Heilmethode** dagegen **mobilisiert** und unterstützt man die **Selbstheilungskräfte** des Menschen. Die Heilung geschieht von innen heraus und setzt an der zentralen Ursache der Krankheit an. Die äußeren Krankheitssymptome verschwinden danach im zweiten Schritt sozusagen von alleine. Hierbei werden Mittel eingesetzt, die, bei gesunden Menschen ver-

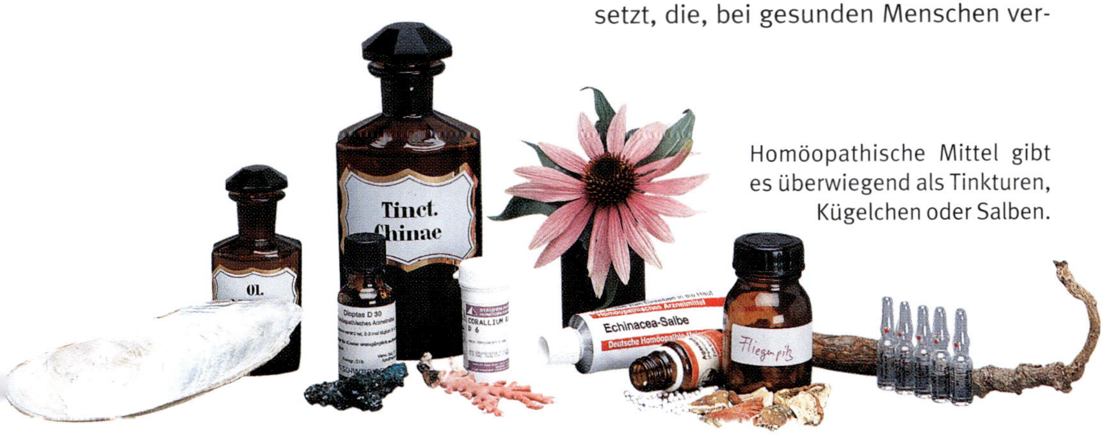

Homöopathische Mittel gibt es überwiegend als Tinkturen, Kügelchen oder Salben.

abreicht, Symptome hervorrufen, die dem zu behandelnden Krankheitsbild ähnlich sind (siehe Seite 11).

> *»Similia similibus curentur«*, Ähnliches wird durch Ähnliches geheilt. Hahnemanns Ähnlichkeitsgesetz

Medizin für Menschen und Pflanzen

Die Schulmedizin lässt sich durchaus vergleichen mit den konventionellen Methoden in Gartenbau und Landwirtschaft. In der einen Disziplin bombardiert man eine fiebrige Erkältung mit Antibiotika. Dass dabei die Darmflora des Patienten zusammenbricht und Folgekrankheiten drohen, gilt als »Kollateralschaden«. Im anderen Bereich vergiftet man Läuse mit Pestiziden. Dass dabei andere harmlose und nützliche Insekten ebenfalls zugrunde gehen und sich Gifte in der Umwelt und in der Nahrungskette anreichern, wird achselzuckend in Kauf genommen.

Aus der Erkenntnis heraus, dass wir in rasender Geschwindigkeit die Natur, also unsere höchsteigene Lebensgrundlage zerstören, entstanden die **Methoden des biologischen** und **biodynamischen Landbaus.** Auch viele Hobbygärtner haben sich in den letzten Jahren biologischen Methoden im Garten zugewandt. Aber die meisten Biogärtner müssen feststellen, dass Pflanzen trotz aller Bemühungen immer wieder Schädlingen und Krankheiten zum Opfer fallen. Und das will kein engagierter Gärtner tatenlos hinnehmen!

Bis vor wenigen Jahren gingen auch viele **Biogärtner** ausschließlich allopathisch gegen unerwünschte Mitesser vor. Sie verwendeten zwar biologische Mittel, die aber dennoch giftig waren und sind. Ein bekanntes Beispiel ist Pyrethrum, ein Insektizid, das aus einer Margeritenart gewonnen wird. Es wirkt hervorragend gegen Läuse und Rote Spinne, schädigt aber auch andere Insekten. Oder die viel verwendete Spiritus-Seifen-Brühe gegen Schädlinge. Wer sie spritzt, merkt schnell, dass garantiert alle Lebewesen, die mit der ätzenden Lauge in Kontakt kommen, tot vom Blatt fallen. Auch viele biologische Pflanzenschutzmittel greifen stark in die natürlichen Kreisläufe ein.

Den Pflanzenorganismus als Ganzheit betrachten

Seit einigen Jahren kommen immer mehr Pflanzenheilmittel auf den Markt, die ganz anders wirken. Sie arbeiten nicht gegen Krankheiten oder Schädlinge, sondern für den Pflanzenorganismus als Ganzheit. Vor etwa 20 Jahren entwickelte Konrad Würthle, ein Drogist

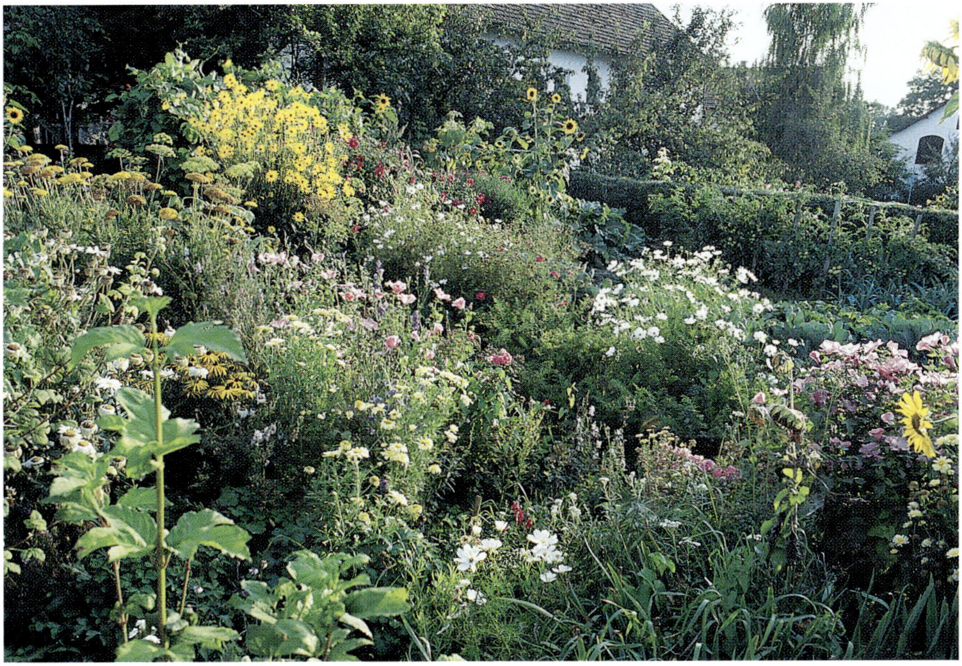

Homöopathische Pflanzenheilmittel stärken die Lebenskraft von Blumen, Gehölzen, Obst und Gemüse. Dadurch können sie Schädlinge und Krankheiten aus eigener Kraft abwehren.

aus Konstanz, die **ersten »homöopathischen Medikamente« für Pflanzen.** Ursprünglich suchte Konrad Würthle ein Mittel gegen das Waldsterben. Er entwickelte ein Präparat, das den durch Umweltbelastungen geschwächten Bäumen zu neuer Lebenskraft verhalf.

Nach unzähligen Versuchen und Anwendungsstudien stellte sich zunehmend heraus, dass nicht nur Gehölze von homöopathischen Heilmitteln profitieren. Auch Getreide, Gemüse, Zier- und Zimmerpflanzen gewinnen mit ihrer Hilfe an Widerstands- und Lebenskraft. So sind sie in der Lage, die Belastungen durch Krankheiten, Schädlinge und Umweltgifte aus eigener Kraft zu meistern.

Das neue an diesen Pflanzenstärkungsmitteln ist ihre Wirkungsweise: Sie wirken nicht durch chemische Stoffe, sondern auf Grund von Informationen, die in ihnen enthalten sind und an Böden und Pflanzen weitergegeben werden. Damit schließt sich der Kreis zu den homöopathischen Heilmitteln der Humanmedizin, denn auch sie heilen nicht durch Materie, sondern durch Informationen und »feinstoffliche Energien«.

Erstaunliche Parallelen zwischen Humanmedizin und Phytomedizin

- Chirurgische Eingriffe finden nicht nur im Operationssaal statt, Baumchirurgen turnen durch die höchsten Wipfel ihrer grünen Patienten, um Faulstellen zu entfernen und Stützeisen zu implantieren.
- Wo der Internist Beta-Blocker und Antibiotika verordnet, empfiehlt der Pflanzenschutzberater Fungizide, Insektizide und Herbizide.
- Wer sich naturheilkundlich kuriert, findet für fast alle Krankheiten Kräutertees und pflanzliche Tinkturen. Der kräuterkundige Gärtner rührt Jauchen und Tees aus Schachtelhalm, Knoblauch und Wermut an.
- Der homöopathisch arbeitende Heiler schaut sich seinen Patienten sehr genau an und findet ein Mittel für seine Gesamtverfassung (= Konstitution) oder verschreibt ein homöopathisches Kombinations-Präparat. Genau so verfährt auch der Pflanzenhomöopath.

Kurze Geschichte der Homöopathie

Nicht nur homöopathisch arbeitende Ärzte haben bei konventionellen Kollegen einen schweren Stand, auch Gärtner, die Mittel anwenden, in denen »ja gar nichts drin ist«, werden ausgelacht und als Spinner abgetan. Die hervorragenden Erfolge geben zwar den Homöopathen recht, aber dies zu akzeptieren, scheint vielen Menschen schwerzufallen.

Um die Funktionsweise der Homöopathie zu verstehen, ist es hilfreich, einen kleinen Spaziergang durch die Geschichte zu unternehmen und sich mit dem Entdecker der Homöopathie, **Samuel Hahnemann,** zu beschäftigen.

Schon Paracelsus, der berühmte Arzt des Mittelalters, kannte das Ähnlichkeitsprinzip.

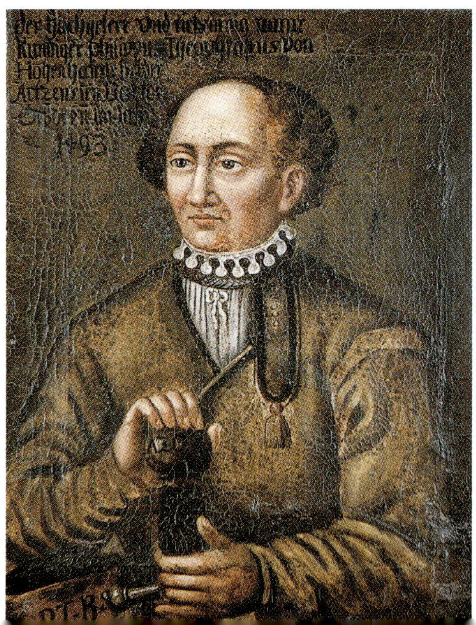

Bereits der antike Arzt **Hippokrates** (460–377 v. Chr.) und der geniale Heiler des Mittelalters **Paracelsus** (1493–1541) erkannten die Möglichkeit, Ähnliches mit Ähnlichem zu heilen. Aber erst Samuel Hahnemann (1755–1843) prüfte dieses alte Wissen systematisch und wissenschaftlich nach und baute daraus ein umfassendes Therapiesystem auf.

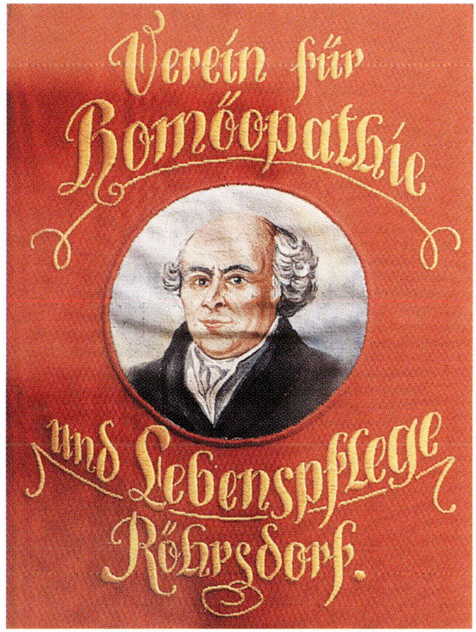

Samuel Hahnemann überprüfte als erster systematisch das Ähnlichkeitsprinzip – auch im Selbstversuch.

Die Arzneimittelprüfung

Hahnemann war Arzt, Chemiker und Pharmazeut, und er war sehr unzufrieden mit der Heilkunst seiner Zeit. Immer wieder musste er feststellen, dass Medikamente und Behandlungen schwere Nebenwirkungen hervorriefen oder völlig unvorhersehbar und unzuverlässig wirkten. Hahnemann gab deshalb sogar zeitweise den Heilberuf auf.

Im Zuge einer Übersetzungsarbeit unternahm er seinen bahnbrechenden Selbstversuch mit Chinarinde. Chinarinde wurde damals gegen Wechselfieber, also **Malaria,** verordnet. Hahnemann nahm nun in regelmäßigen Abständen feinste Dosen von Chinarinde ein – und es stellten sich bei ihm Symptome ein, die dem echten Wechselfieber ungemein ähnlich waren. Das war die Geburtsstunde der Arzneimittelprüfung!

In minimalen, ungiftigen Dosen nehmen seitdem die »Prüfer« einzelne Stoffe zu sich und halten alle sich einstellenden Symptome fest, angefangen von Emotionen, Gedanken, körperlichen Wahrnehmungen, Appetit, Gelüsten, Schmerzen etc. Bis heute wurden über 1 000 Substanzen auf ihre Verwendungsfähigkeit in der Homöopathie geprüft. Viele davon stammen von giftigen Pflanzen wie Tollkirsche *(Belladonna),* Eisenhut *(Aconit),* es gibt aber auch tierische Stoffe wie Bienengift *(Apis),* Schlangengift *(Lachesis)* und Mineralien wie Gold *(Aurum),* Quecksilber *(Mercuris)* oder Kochsalz *(Nastrium muriatricum).*

Das richtige Mittel finden
Um das richtige Heilmittel zu finden, interessierte sich Hahnemann nicht nur für die Krankheitssymptome, sondern auch für die Gefühle, Gedanken und alle anderen Befindlichkeiten des Patienten. Er bemühte sich, das Gesamtbild des Patienten genau zu erfassen, und suchte dann nach einem homöopathischen Mittel, das im Versuch am Gesunden gleiche oder zumindest sehr ähnliche Symptome hervorgerufen hatte. War das passende Mittel gefunden, verschwanden nicht nur einzelne Krankheitssymptome, es ging dem Patienten auch insgesamt wesentlich besser.

Später, unter Hahnemanns Nachfolgern, spaltete sich die Homöopathie in zwei Richtungen auf. Diese Aufteilung besteht auch heute noch. Gehen Sie zum Heilpraktiker oder naturheilkundlich orientiertem Arzt, bekommen Sie meistens Mittel in **niedrigen Potenzen** (siehe unten) oder Kombinationspräparate verordnet. Dabei sind die akuten Krankheitssymptome wichtig.
Die meisten klassischen Homöopathen arbeiten dagegen mit **Hochpotenzen.** Mit diesen stärkt man die Konstitution, die Gesamtbefindlichkeit des Patienten und erhöht dadurch seine Widerstandskraft gegen Umwelteinflüsse und Krankheiten.

Aus der Gartenpraxis: Arzneimittelprüfung bei Pflanzen

Durch Zufall konnte ein Gärtner eine »Arzneimittelprüfung« an Pflanzen erleben. Er kaufte sich zwei Bilsenkrautpflanzen, ein Schwarzes und ein Weißes Bilsenkraut, die zusammen in einem Topf wuchsen und topfte beide in ein größeres Gefäß um. Umtopfen und Ortswechsel bedeuten für Pflanzen immer einen gewissen Schock. Die Lebenskraft der Pflanze wird geschwächt, und dadurch können unterschwellig vorhandene Pflanzenkrankheiten ausbrechen. Einige Tage nach dem Topfen zeigte das Schwarze Bilsenkraut Symptome einer

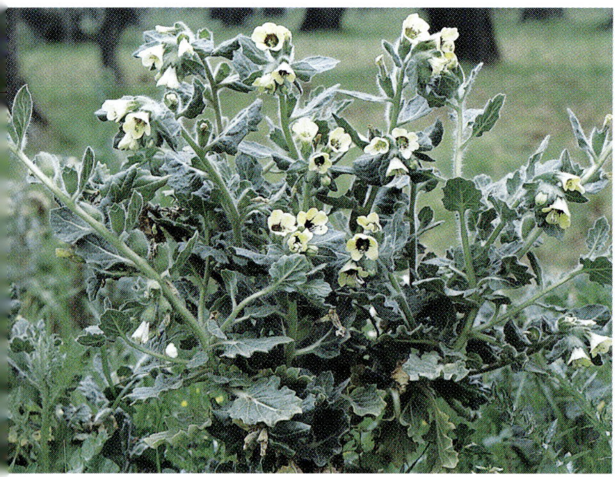

An Pflanzen, zum Beispiel Bilsenkraut, lassen sich »Arztneimittelprüfungen« durchführen.

Wurzelfäule: Alle Blätter hingen plötzlich schlaff herab. Der Gärtner entnahm einige Wurzeln und etwas Erde von der kranken Pflanze, fertigte eine isopathische (siehe Seite 18) D6-Lösung daraus und besprühte und begoss beide Pflanzen damit. Am nächsten Tag stand das kranke Kraut aufrecht und prall im Topf!

Aber das vormals gesunde Weiße Bilsenkraut ließ die Blätter hängen und zeigte alle Symptome der Krankheit. Neugierig geworden, machte der Gärtner eine D6-Lösung aus den Wurzeln des Weißen Bilsenkrauts. Nach der Anwendung hing prompt das Schwarze Bilsenkraut schlapp im Topf, und dem anderen ging es deutlich besser.

Die Lebenskraft

Hahnemann schloss aus seinen Beobachtungen, dass es im Menschen eine immaterielle Kraft gibt, die dem materiellen Organismus übergeordnet ist. Er nannte sie »Lebenskraft« oder »Lebensprinzip«. Diese Kraft ist eine **»geistartige« Kraft,** die alle lebendigen Wesen durchströmt. Normalerweise steuert und erhält die Lebenskraft den Organismus, sie kann aber aus dem Gleichgewicht geraten. Für Hahnemann war die Ursache jeder Krankheit zuerst einmal eine »Verstimmung« der Lebenskraft. Erst in der Folge davon geht diese Verstimmung in den materiellen Körper über, und es entstehen Krankheiten und Leiden. Hahnemanns Therapieansatz bestand nun darin, die Lebenskraft in einen normalen harmonischen Zustand zurückzuführen. Denn damit verschwinden auch die Krankheitssymptome.

Was versteht man unter Potenzierung und Dynamisierung?

Da Hahnemann viel mit giftigen Substanzen experimentierte, war es lebenswichtig, die richtige Dosis zu ergründen. Sie musste so gering ausfallen, dass sie den Patienten nicht schadete, aber wenn er das Mittel zu stark verdünnte, wirkte es nicht mehr. Irgendwann kam der Arzt auf die geniale Idee, das Mittel stufenweise zu verdünnen und – ganz wichtig– bei jedem Verdünnungsschritt, das Medikament kräftig zu verschütteln. Und siehe da, die Mittel schlugen wesentlich stärker an, ohne zu Vergiftungserscheinungen zu führen.

Hahnemann erkannte, dass er durch diese Methode ein nichtmaterielles Heilprinzip aus der Materie herausgelöst hatte, und dass dieses Wirkungen auf die geistartige Lebenskraft ausübte. Er betrachtete das homöopathische Mittel als »Kunstkrankheit«, mit der die wirkliche Krankheit ausgelöscht wurde.

Wirkmechanismus homöopathischer Mittel aus heutiger Sicht

Bezüglich der Homöopathie gibt es heute noch zahlreiche Faktoren, die wissenschaftlich nicht oder noch nicht ganz geklärt sind. Dank der modernen Physik, insbesondere der Quantenphysik, wird jedoch die Transparenz über die Wirkzusammenhänge immer größer (siehe dazu Seite 105 ff.). Die Gesamtmedizin sieht die Homöopathie als spezifische Regulations- und Reiztherapie. Ein lebender Organismus zeichnet sich dadurch aus, dass er auf Reize antwortet. Dabei ist der Organismus immer bestrebt, sein ursprüngliches Gleichgewicht zu erhalten oder wiederzuerlangen.

Krankheit ist die Reaktion auf einen Reiz, der Menschen, Tiere oder Pflanzen aus ihrem Gleichgewicht geworfen hat. Durch die Krankheit versucht der Organismus, das Gleichgewicht wiederherzustellen, was ihm jedoch nicht immer gelingt. Die Homöopathie setzt nun einen Reiz, der dem Leiden ähnlich ist, und hilft dem Organismus auf diese Weise, seine Selbstheilungskräfte, seine Eigenregulation zu reaktivieren.

Wie verhält es sich aber mit dem Reiz einer Substanz, von der ab einer gewissen Potenz gar keine Moleküle mehr in der Überträgersubstanz zu finden sind? Man geht davon aus, dass diese Mittel nicht als chemische Medikamente zu sehen sind, die in den biochemischen Haushalt des Körpers eingreifen, sondern dass sie auf einer energetischen Ebene als Impulsgeber wirken und den physikalischen Gesetzen elektromagnetischer Felder unterliegen.

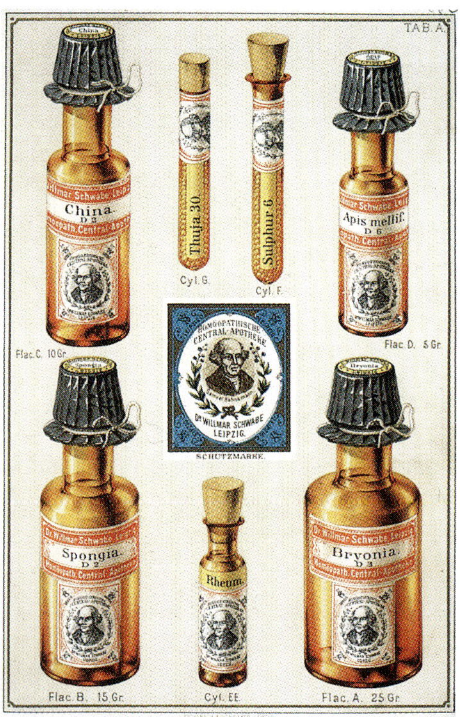

In dunklen Glasflaschen, hier alte Medikamentenflaschen aus dem letzten Jahrhundert, sind homöopathische Mittel lange haltbar.

Wie jede Materie durchdringt auch den menschlichen und den pflanzlichen Körper ein **elektromagnetisches Feld.** Dieses Feld könnte Hahnemanns »Lebenskraft« entsprechen. In der Chinesischen Medizin nennt man es **»Chi«,** in der indischen Heilkunst **»Prana«.** In der Biophysik nimmt man an, dass es diese elektromagnetischen Felder sind, die alle biochemischen Vorgänge im Körper steuern.

Elektromagnetische Schwingungen können miteinander reagieren, zum Beispiel durch Resonanzbildungen oder Überlagerungen. Treten zwei Schwingungen miteinander in Resonanz – sie müssen dafür die gleiche Frequenz besitzen –, ergänzen sich die Energien beider Wellen optimal, und es treten erstaunliche Effekte auf. Denken Sie an die Opernsängerin, die bei einem ganz bestimmten Ton ein Glas zum Zerspringen bringt. Dieser Ton steht in Resonanz mit dem Glas und kann es so stark zum Schwingen anregen, dass es auseinanderbricht.

Wählt man das richtige homöopathische Heilmittel aus, geht es vermutlich in Resonanz mit dem elektromagnetischen Feld des Menschen. Das elektromagnetische Feld wiederum wirkt auf die biochemischen Funktionen im Organismus. Wird dagegen ein Mittel gewählt, dass nicht »passt«, bleiben die Resonanzerscheinungen aus, es geschieht auch auf körperlicher Ebene wenig oder nichts.

Analogie aus der Elektrotechnik und Akustik

- Elektromagnetische Wellen, auch Schallwellen lassen sich dadurch eliminieren, dass man eine gleichartige Welle phasenverschoben zur Ursprungswelle aussendet. Überlagern sich beide, löschen sie sich gegenseitig aus.
- So ähnlich kann man sich auch die Funktionsweise eines homöopathischen Mittels vorstellen: Die nichtmaterielle Schwingung, welche die Ursache einer körperlichen Krankheit ist, wird durch eine gleichartige nichtmaterielle Schwingung des Heilmittels gelöscht.

Die Herstellung homöopathischer Mittel

Ausgangsstoff der homöopathischen Mittel sind Wirkstoffe pflanzlichen, tierischen oder mineralischen Ursprungs. Die Arzneisubstanz oder deren **Urtinktur,** das heißt eine Essenz, Tinktur oder Lösung dieser Substanz, werden in einem speziellen Verfahren geschüttelt und mehrmals verdünnt (potenziert).

Zubereitungsformen homöopathischer Mittel

- **Urtinktur:** Um eine Urtinktur herzustellen, wird zum Beispiel der Saft einer frisch gepressten Pflanze 1:1 mit 90%igem Ethanol vermischt, stehengelassen und schließlich nach etwa 10 Tagen abgefiltert.
- **Verreibung:** Unlösliche Mineralien und Metalle wie z.B. Gold oder Graphit können zuerst nur durch Verreibung mit Milchzucker potenziert werden. Flüssige Zubereitungen daraus sind erst nach einigen Potenzierungen mittels Verreibung möglich.
- **Globuli:** Streukügelchen aus Rohrzucker, die mit flüssigen Potenzen befeuchtet werden.
- **Dilution:** Flüssige Potenzen (Alkohol-Wasser-Gemisch).
- **Trituration:** Pulver durch Verreibung der Stoffe mit Milchzucker.
- **Nosode:** Homöopathisches Mittel aus dem Krankheitserreger selbst oder aus erkranktem Gewebe.

Die C-Potenz

Nehmen wir die so genannte C-Potenz. Das C steht für Centisimal-Potenzierung (in Hunderterschritten): Ein Teil der Urtinktur wird mit 99 Teilen Alkohol vermischt und mindestens 10 Mal kräftig geschüttelt. Dabei wird die Flasche auf eine feste, federnde Unterlage, auf ein dickes Buch oder gegen den Handballen, geklopft. Auf diese Weise erhält man ein homöopathisches Mittel mit der Potenzbezeichnung C1.

Will man nun eine C2 herstellen, wird ein Teil der C1 mit 99 Teilen Alkohol vermischt und dann wieder 10 Mal geschüttelt. Zur Herstellung der C3 und höherer Potenzen verfährt man genauso.

Die Dezimal-Potenzen

Dezimal- oder D-Potenzen entstehen im Prinzip genau wie C-Potenzen, nur verdünnt man jeweils im Verhältnis 1:9 (siehe auch Seite 19, eigene Herstellung eines homöopathischen Mittels).

Rein chemisch betrachtet, enthält ein homöopathisches Mittel, dessen Potenz über eine D24 oder C12 hinausgeht, kein einziges Molekül des Ausgangsstoffes mehr. Wirksam werden nicht die Stoffe, sondern die enthaltenen Informationen. Während der Potenzierung werden die Informationen und feinstofflichen Energien auf eine Trägersubstanz (Wasser, Milchzucker, Alkohol, Gesteinsmehle) übertragen und so den Menschen, Tieren oder Pflanzen verabreicht.

Das setzt voraus, dass sich Informationen überhaupt übertragen lassen. In den letzten Jahren wurde viel in dieser Richtung geforscht, und es hat sich herausgestellt, dass Wasser aufgrund seiner besonderen Molekularstruktur hervorragend in der Lage ist, alle möglichen Informationen zu speichern (siehe Seite 105 ff.). Es »erinnert« sich an chemische Verunreinigungen, auch wenn diese schon längst aus dem Wasser herausgefiltert wurden. Wasser kann laut den Untersuchungen des japanischen Forschers Masaru Emoto sogar die Gefühle und Gedanken des Menschen speichern.

Homöopathische Mittel für Pflanzen

Die homöopathischen Pflanzenstärkungsmittel, die Sie im Handel kaufen können, setzen sich aus Mineralien, Spurenelementen (Zink, Kupfer und Mangan) und Auszügen aus wertvollen Heilpflanzen zusammen. Sie entgiften den Boden und beleben dabei durch minimale Mengen von Mineralsalzen und Spurenelementen die Bodenorganismen zur Humusbildung, regen den Säftefluss sowie die Mykorrhizabildung an den Feinstwurzeln an, sodass die Pflanzen die Nährstoffe besser aufnehmen können. Sie entsprechen den homöopathischen Komplexmitteln in der Humanmedizin und zeigen ein breites Wirkungsspektrum.

Homöopathische Pflanzenmittel selbst herstellen

Spezielle homöopathische Pflanzenheilmittel können Sie sich auch selbst herstellen und gezielt gegen Krankheiten und Schädlinge einsetzen. Allerdings sollten die Pflanzen so vital sein, dass sie ihre eigenen Abwehrkräfte mobilisieren können. Im Grunde betreiben sie mit der folgenden Methode keine Homöopathie, sondern **»Isopathie«:** Sie heilen Gleiches mit Gleichem!

Blattläuse zum Beispiel vertreiben Sie mit potenzierten Blattläusen, Wurzelfäule mit potenzierten kranken Wurzeln, usw. Auch in der Humanmedizin sind

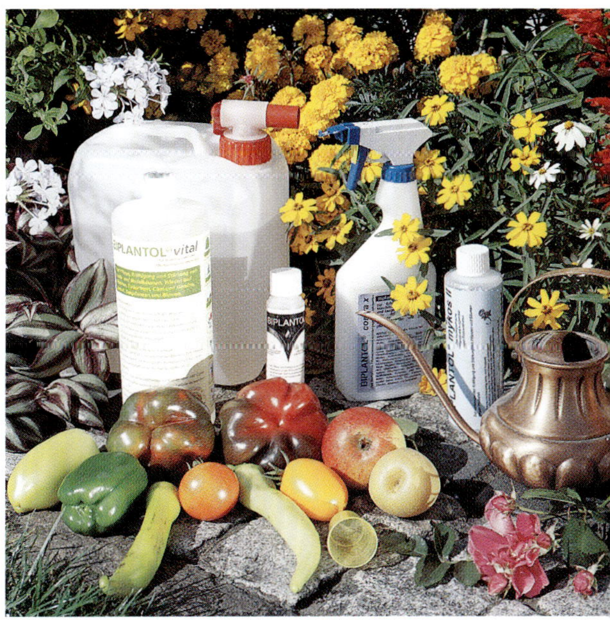

Homöopathische Pflanzenstärkungsmittel werden in Wasser verrührt und gegossen oder über die Pflanzen gesprüht.

solche Mittel als **»Nosoden«** bekannt. Vom Erreger des Scharlach zum Beispiel gibt es eine potenzierte Form, das *Streptococcin,* von der Tuberkulose das *Tuberculin.* Mitunter werden auch Nosoden vom Blut des Kranken angefertigt und ihm wieder zugeführt.

Die richtige Potenz wählen

Bei den selbst gemachten Mitteln stellt sich natürlich sofort die Frage nach der richtigen Potenz. Allgemein bewährt hat sich eine D6-Potenz, die mit nicht allzu großem Zeitaufwand herzustellen ist. Manche Gärtner pendeln die richtige Verdünnung des Mittels aus und arbeiten dann teilweise mit höheren Potenzen.

Das Auspendeln ist einfach, wenn Sie die Grundzüge des Pendelns beherrschen: Stellen Sie sich neben die kranke Pflanze und konzentrieren Sie sich auf sie. Lassen sie das Pendel so schwingen, dass es »Nein« anzeigt. Dann fragen Sie: «Braucht diese Pflanze eine D1-Potenz, ...braucht sie eine D2-Potenz usw. «. Bei der richtigen Potenz wird sich die Pendelbewegung ändern und in ein »Ja« umschwenken.

Es ist nicht nur ausschlaggebend, dass die Information, also die Eigenfrequenz der Krankheit, im Heilmittel enthalten ist, sondern grundsätzlich ist auch die Höhe der Potenz wichtig. Denn nicht in allen Potenzen wird sie mit der erkrankten Pflanze in Resonanz gehen und deren Selbstheilungskräfte aktivieren. Aus der Humanmedizin weiß man, dass akute, plötzliche Erkrankungen mit niedrigen D6 bis D12 Potenzen zu kurieren sind. Bei den Pflanzen können dies plötzliche Welkerscheinungen oder plötzlicher heftiger Läusebefall sein. Je lang andauernder und chronischer eine Krankheit oder Störung ist, desto höhere Potenzen verschreibt der Arzt. Einer Pflanze, die trotz diverser Gegenmaßnahmen und eines optimalen Standortes immer wieder von Läusen oder Blattflecken befallen wird, geben Sie daher eher eine Nosode in höherer Potenz. Sie könnten hierbei mit C-Potenzen experimentieren. Bei der Herstellung verfahren Sie genau wie unten beschrieben, nur dass Sie jedesmal einen Teil des Heilmittels mit 99 Teilen Alkohol aufschütteln.

Isopathische Mittel selbst herstellen

Sie brauchen dazu zwei Einwegspritzen aus der Apotheke (1 ml und 10 ml), ein Filmdöschen mit Deckel oder kleine Glasfläschchen oder Reagenzgläser (20 ml Inhalt), ein Glasgefäß mit Deckel sowie einen Mörser.

1. Nehmen Sie ein Blatt oder eine Blüte samt Läusen oder Roter Spinne oder ein Blatt, an dem deutlich die Krankheits-

symptome zu sehen sind. Bei Wurzelkrankheiten verwenden Sie einige kleine Wurzeln, die krank sind, mit etwas Erde. Zerreiben Sie das Pflanzenstück einige Minuten lang in einem Mörser. Einige Tropfen 90%igen Alkohol (Apotheke) können Sie bereits dazugeben.

2. Geben Sie den Pflanzenbrei in eine braune Weithals-Glasflasche (in der Apotheke erhältlich) und füllen Sie diese mit der gleichen Menge 90%igem Alkohol auf. Verschließen Sie die Flasche. Lassen Sie den Ansatz bei Zimmertemperatur bis zu zwei Wochen lang ziehen, ab und zu schütteln.

3. Nun gießen Sie den Alkohol mit den darin gelösten Wirkstoffen und Informationen durch einen Kaffeefilter ab. Sie haben jetzt die Urtinktur. Zuerst geben Sie 1 ml Urtinktur mit der Spritze in ein 20 ml-Fläschchen. Danach werden 9 ml 45%iger Alkohol dazugegeben, sodass Sie 10 ml Flüssigkeit besitzen.

4. Verschließen Sie die Flasche beziehungsweise die Filmdose. Umfassen Sie das Gefäß mit der Faust und klopfen Sie zehn Mal kräftig auf ein dickes Telefonbuch (das federt den Schlag ab, sodass das Glas nicht zerspringt) oder den Handballen. Sie können auch öfter oder länger verschütteln, die Heilmittel werden dadurch häufig noch besser in ihrer Wirkung. Dabei ist es wichtig, dass Sie

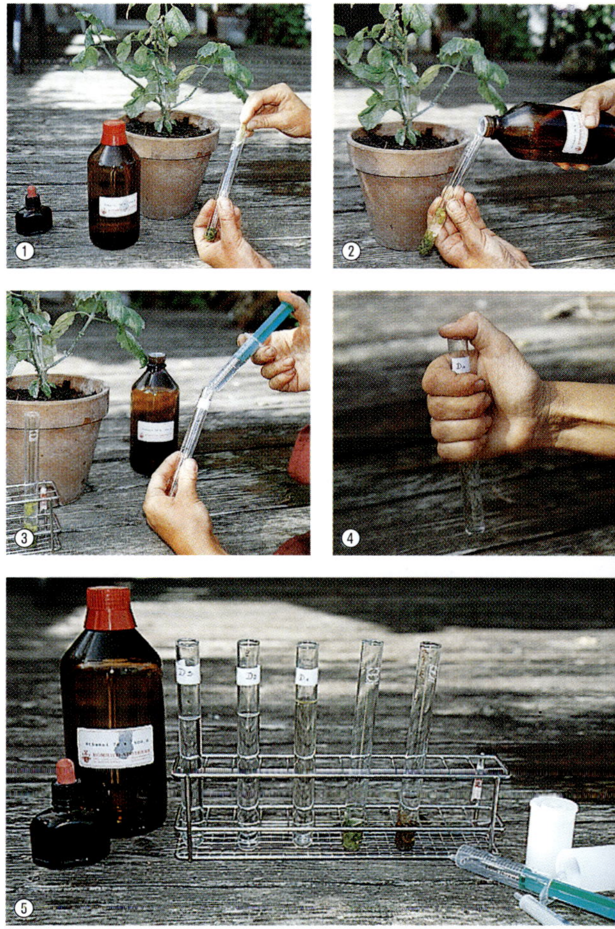

① Krankes Pflanzengewebe im Mörser zerreiben und in ein Glas geben.
② Mit 90 % Alkohol auffüllen und ein bis zwei Wochen stehen lassen.
③ Urtinktur durch Filter abgießen. Zu 1 ml Urtinktur 9 ml Alkohol geben.
④ Mindestens zehn Mal kräftig auf eine federnde Unterlage oder den Handballen klopfen.
⑤ Das braucht man: Alkohol, Einwegspritze, Reagenzgläser, Glasflasche oder Filmdose.

positive Gedanken hegen. Stellen Sie sich die Pflanze als gesundes, vor Kraft strotzendes Exemplar vor. Nun besitzen Sie eine D1-Potenz!

5. Nehmen Sie eine neue Flasche. Ziehen Sie 1 ml der D1-Potenz mit der Einwegspritze auf und geben diesen in die neue Flasche. Füllen Sie wieder mit 9 ml 45% igem Alkohol auf. Klopfen Sie dann zehn Mal auf ein Telefonbuch oder den Handballen. Das ist die D2-Potenz.

6. Wiederholen Sie den Vorgang bis zur D6 mit 45%igem Alkohol.

7. Zum Versprühen rühren Sie etwa 10 Tropfen D6-Potenz kräftig in einen Liter Wasser ein. Behandeln Sie dann die kranken Pflanzen mehrere Tage hintereinander.

Zum Gießen fügen Sie etwa 10 ml D6-Potenz auf 10 Liter Wasser und wenden das ebenso mehrfach an.

Die verschiedenen Potenzen und die Urtinktur können Sie monatelang aufbewahren und damit auch andere Pflanzen behandeln, die die gleichen Symptome zeigen.

Genaue detaillierte Angaben zum Potenzieren und Herstellen von Urtinkturen finden Sie im Homöopathischen Arzneibuch.

Der Mensch und »seine« Pflanze

Die käuflichen homöopathischen Pflanzenstärkungsmittel entsprechen den Kombinationspräparaten der Humanmedizin, und die potenzierten Pflanzenkrankheiten den Nosoden. Nun stellt sich die Frage, ob man nicht Pflanzen Konstitutionsmittel verabreichen könnte. Sie müssten dazu ein »Anamnese-Gespräch« mit Ihrer Pflanze führen oder intuitiv das Gesamtwesen Ihrer Pflanze erfassen. Manche Gärtner sind durchaus in der Lage, mit der Pflanze zu »sprechen«. Sie stellen sich meditativ auf ihre grünen Lieblinge ein und erhalten dann Informationen von ihnen. Diese besitzen meist eine ähnliche Qualität wie Träume oder Inspirationen. Allerdings ist das Verabreichen von Konstitutionsmitteln nur für den geeignet, der sich gut in der Homöopathie auskennt, denn die Mittelbeschreibungen sind für Menschen gedacht und oft nur schwer auf Pflanzen zu übertragen.

Viele Gärtner verabreichen Ihren Pflanzen **»Bachblüten«.** Auch diese Mittel enthalten keine Materie, sondern die Informationen verschiedener Blüten. Gegen jede Form von Schock oder Krankheit bei einer Pflanze können Sie zum Beispiel Rescue-Tropfen (vier Tropfen pro Liter Wasser, siehe Seite 123) gießen oder versprühen.

Englische Gärtner haben die Beobachtung gemacht, dass man Gewächsen die gleichen Bachblüten verabreichen kann, die auch der Gärtner oder die Gärtnerin einnehmen! Wer diese Methode anwendet, geht davon aus, dass Menschen auf einer unbewussten, seelischen Ebene eng mit bestimmten Pflanzen verbunden sind. Sie kennen solche Phänomene sicher aus eigener Erfahrung: Nach Ihrem Urlaub sind Ihre Zimmerpflanzen krank oder voller Läuse, obwohl die Nachbarin glaubhaft versichert, sie habe sich hingebungsvoll um die Gewächse gekümmert. Die Pflanzen leiden einfach, wenn »Ihr« Gärtner fort ist oder wenn es »Ihrem« Gärtner nicht gut geht.

Was für Bachblüten gilt, muss auch bei Globuli funktionieren. Beobachten Sie, ob es in Ihrem Garten oder Haus Pflanzen gibt, die immer dann, wenn Sie länger abwesend, »krank oder traurig« sind, »die Flügel hängen lassen«. Sind auch Sie in homöopathischer Behandlung und nehmen ein Konstitutionsmittel ein, bitten Sie Ihren Arzt doch einfach um ein paar Kügelchen zusätzlich! Verrühren Sie die Globuli in Wasser und gießen Sie die betreffende Pflanze damit. Das sollte seine Wirkung zeigen. Wenn es der Pflanze wieder besser geht, wirkt das natürlich auch positiv auf Ihr eigenes seelisches und körperliches Befinden!

Gift im Garten ist nicht nötig: Auch mit sanften ganzheitlichen Heilmitteln bleiben Pflanzen gesund.

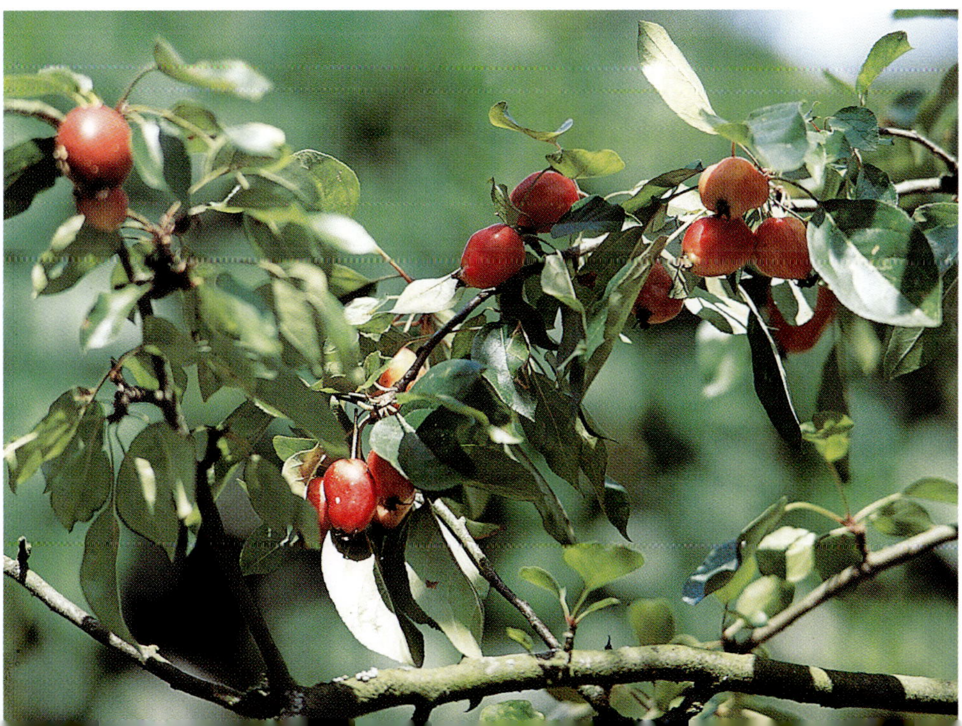

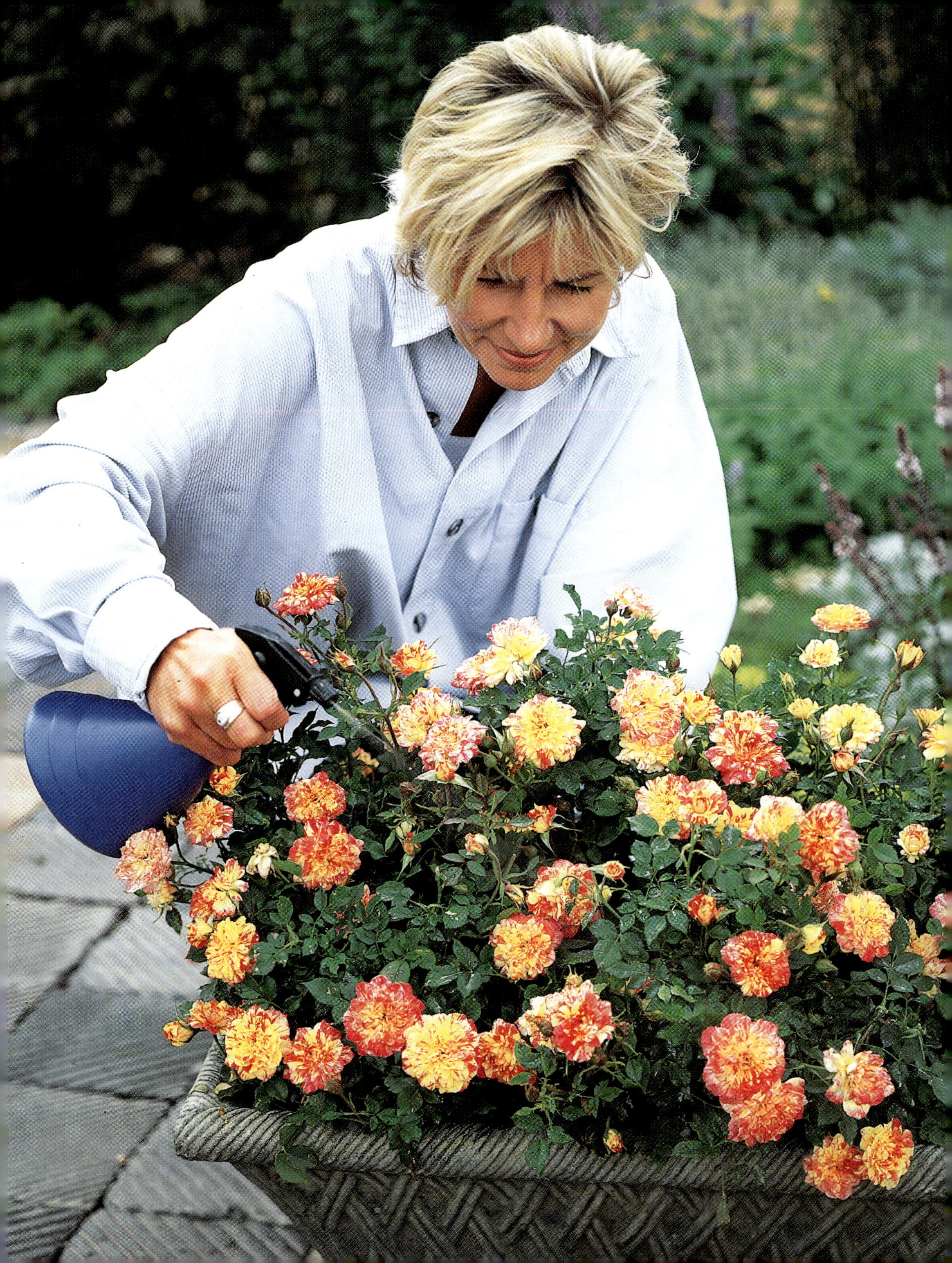

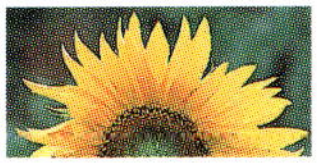

Die Pflanzenstärkungsmittel

Dr. Barbara Jäckel

Wie unterscheidet sich ein Pflanzenstärkungsmittel von einem Pflanzenschutzmittel? Pflanzenstärkungsmittel können als eine Alternative zu den klassischen Pflanzenschutzmitteln angesehen werden. Sie werden entsprechend dem Pflanzenschutzgesetz folgendermaßen definiert: Pflanzenstärkungsmittel sind Stoffe, die

- ausschließlich dazu bestimmt sind, die Widerstandsfähigkeit von Pflanzen gegen Schadorganismen zu erhöhen
- dazu bestimmt sind, Pflanzen vor nichtparasitären Beeinträchtigungen zu schützen
- für die Anwendung an abgeschnittenen Zierpflanzen außer Anbaumaterial bestimmt sind (Blumenfrischhaltemittel).

Sie müssen auf der Liste der Biologischen Bundesanstalt (BBA) eintragen werden und eine Reihe weiterer Anforderungen erfüllen, bevor sie in den Handel kommen.

Welche Gruppen von Pflanzenstärkungsmitteln gibt es?

Es gibt eine Vielzahl von Stoffen, die in Pflanzenstärkungsmitteln enthalten sein können, teilweise bestehen sie auch als Kombinationen aus den unten in der Tabelle zusammengestellten Stoffen. Die Übersicht der in Deutschland gelisteten Pflanzenstärkungsmittel ist im Internet unter www.bba.de oder in den Informationen der Biologischen Bundesanstalt für Land- und Forstwirtschaft nachzulesen, sie wird ständig erweitert (derzeit 186 Produkte, Stand 31.03.02).

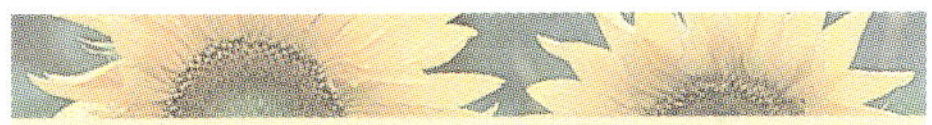

Auswahl von Stoffen, die als Pflanzenstärkungsmittel Anwendung finden

- Pflanzenextrakte (z. B. Neudo-Vital, HF Pilzvorsorge)
- Algenprodukte (z. B. Pilzfrei Fruton, Wuxal Ascofol)
- Huminsäuren, Silikate (z. B. Humin Vital, Kali Wasser-Glas)
- Gesteinsmehle (z. B. Ulmasud, Vulkasan)
- Ätherische Öle (z. B. Aromatische Pflanzenpflege, Aroma Pflanzentherapie)
- Mikrobiologische Mittel (z. B. FZB 24, Trichosan)
- Homöopathikum (z. B. Biplantol®*vital*, Silpan)
- Wachse (z. B. Cere Nat E 20, Dunstol)
- Chitosan (z. B. Chitoplant)

Wie wirken Pflanzenstärkungsmittel?

Am Beispiel einzelner Stoffgruppen wird auf die Zusammensetzung und deren mögliche Wirksamkeit verwiesen. Da es sich bei allen Produkten meist um Stoffgemische handelt, sind die Wirkungsmechanismen meist nicht spezifisch zu definieren.

Algenprodukte

Inhalt: Meeresalgen.
Wirkung: Polysaccharide, Aminosäuren, Spurenelemente regen Stoffwechselprozesse an; Bildung von Phytoalexinen als Auslöser für ein gestärktes Immunsystem.

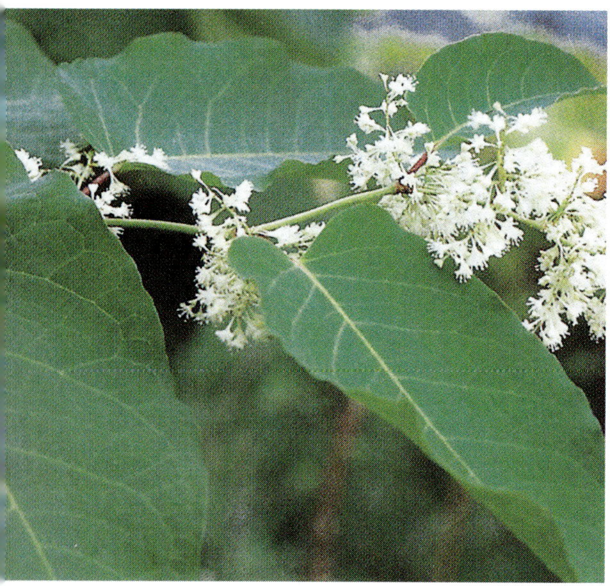

Homöopathische Produkte

Inhalt: Je nach Produkt Mineralien, Pflanzenauszüge, Tierische Auszüge etc. in potenzierten Formen.
Wirkung: Simuliert die Pflanze als Impulsgeber auf energetischer Ebene. Regt in ihr die Selbstheilungskräfte an. Welche Mechanismen genau angeregt werden, muss in Zukunft noch wissenschaftlich untersucht werden.

Gesteinsmehle und Silikate

Inhalt: Unterschiedliche Herkunft; kalkhaltiges, fossiles organisches Material (Kohle, Leonardit), siliziumreiches Material.
Wirkung: Kieselsäure (Si) wird in den obersten Zellschichten eingebaut, dies erschwert das Einwachsen von Pilzsporen. Kalkhaltige Produkte ändern den pH-Wert. Huminsäuren regen Stoffwechsel an, das Immunsystem der Pflanzen wird gestärkt.

Pflanzenextrakte

Inhalt: Pflanzenauszüge mit Fettsäuren (Sachalin-Staudenknöterich, Schachtelhalm, Efeu, Rhabarber, Primeln u. a.).
Wirkung: Polysaccharide, Aminosäuren, Spurenelemente regen Stoffwechselprozesse an; Bildung von Phytoalexinen als Auslöser für Immunsysteme, auch Kieselsäure bildend.

Auszüge aus dem Sachalin-Staudenknöterich werden als Pflanzenextrakt angeboten.

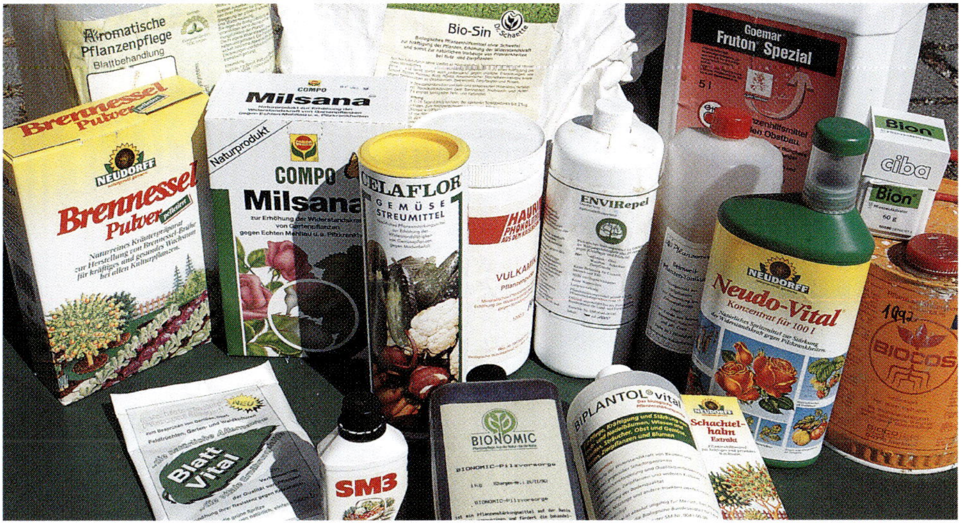

Zusammenstellung von Pflanzenstärkungsmitteln, die an unterschiedlichsten Pflanzen getestet wurden.

Pflanzenstärkungsmittel im Test

In über 100 Feldversuchen wurde in den vergangenen Jahren der Einfluss von Pflanzenstärkungsmitteln auf die Entwicklung von Krankheiten und Schädlingen an unterschiedlichen Kulturen untersucht, insbesondere für den Hobbybereich. Dabei wurden die Pflanzenstärkungsmittel entsprechend der Gebrauchsanleitung vorbeugend und mehrmals angewendet. In allen Versuchen wurde eine nicht behandelte Kontrolle und eine Pflanzenschutz-Variante (VM) durchgeführt. Nachfolgend eine Auswahl der vorliegenden Ergebnisse.

Name	Bestandteile	Hersteller
Milsana	Pflanzenextrakte	Gebrüder Schätte KG
Neudo-Vital	Pflanzenextrakte	W. Neudorff GmbH
Algan	Algenprodukte	W. Neudorff GmbH
Humin Vital	Huminsäuren	AGRINOVA
Biofa	Algenprodukte	Biofa Agrar GmbH
Blattvital	Ätherische Öle	Bio-Cosmetics
Envirepel	Pflanzenextrakte	Biodomo GmbH
Pilzfrei Fruton	Algenprodukte	Spiess Urania GmbH
Bioplantol vital	Homöopathikum	Bioplant
Chitoplant	Chitosan	ChiPro GmbH
Bion	synthetisch	Syngenta
Biocos	Stoffgemisch	BIOCO GmbH
Bio Spray	Algenprodukte	Alginure GmbH
Steinhauers Mehltauschreck	Natriumhydrogencarbonat	Dr. Bernd Steinhauer

Erdbeeren

Es wurden die in der Abbildung genannten zwei Pflanzenstärkungsmittel dreimalig gespritzt und der nicht mit **Grauschimmel** befallene Ertrag der Erdbeeren ermittelt. Mit den beiden Mitteln konnte eine nachweisliche Wirkung erzielt werden.

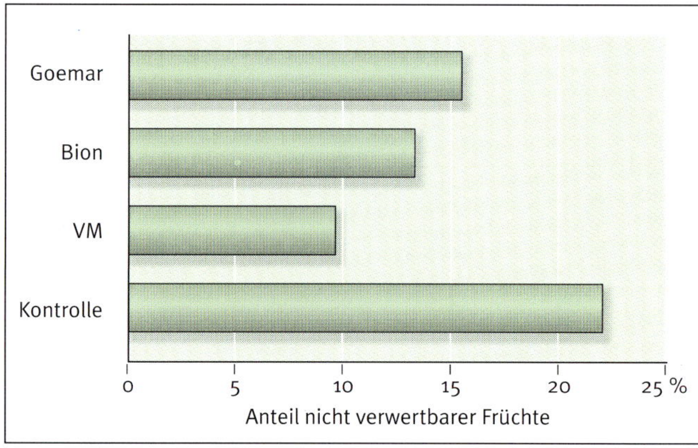

Rosen

An der Sorte 'Superstar' wurde der Einfluss auf **Echten Mehltau** bzw. **Sternrußtau** nach zehn Behandlungen mit den dargestellten Produkten in unterschiedlichen Jahren ermittelt. Die getesteten Produkte zeigten eine vergleichende Wirkung wie das Fungizid.

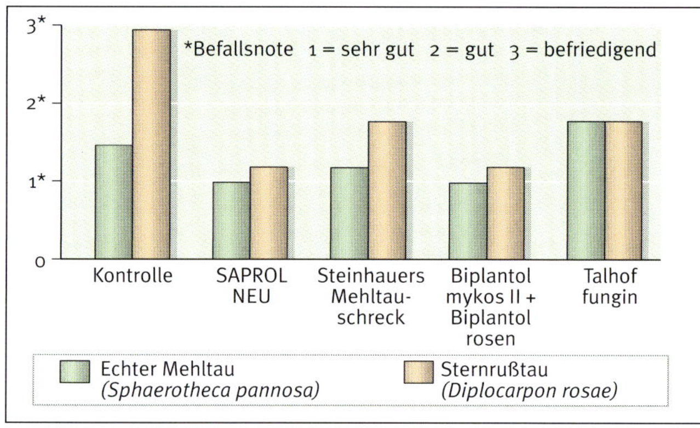

Tomaten

In zwei unterschiedlichen Jahren wurden die in der Abbildung genannten Pflanzenstärkungsmittel gegenüber der **Kraut- und Braunfäule** an Tomatenfrüchten getestet. Die Mittel wurden 10 Mal gegeben. Bei einzelnen Produkten konnte ein höherer Ertrag im Vergleich zur unbehandelten Kontrolle erzielt werden.

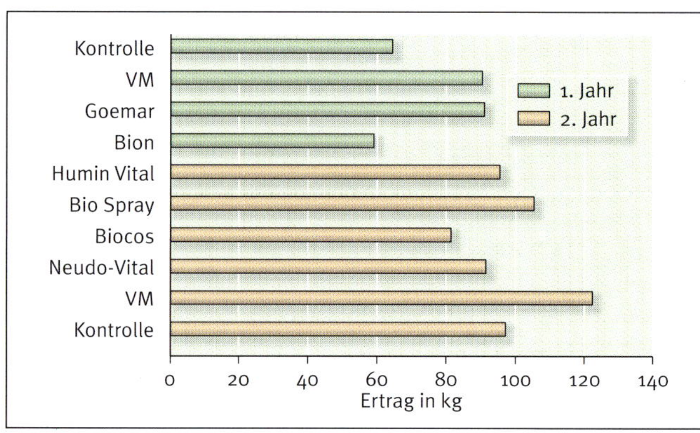

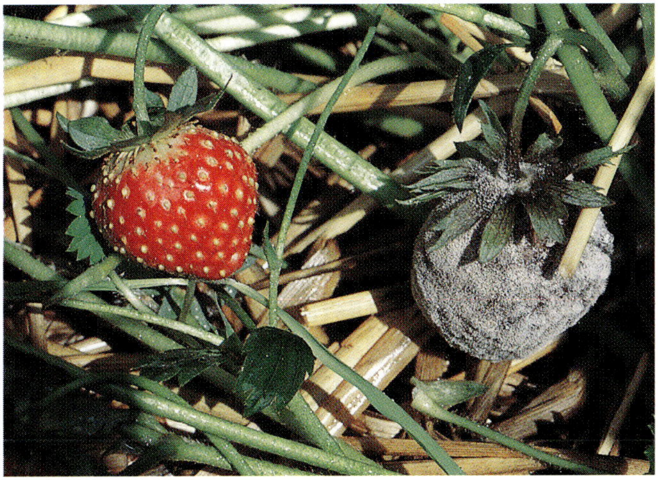

Erdbeeren werden häufig durch Grauschimmel geschädigt. Hier können Stärkungsmittel vorbeugend helfen.

Links: Echter Mehltau an Rosenblüten.
Rechts: Kraut- und Braunfäule an Tomatenfrüchten und -blättern.

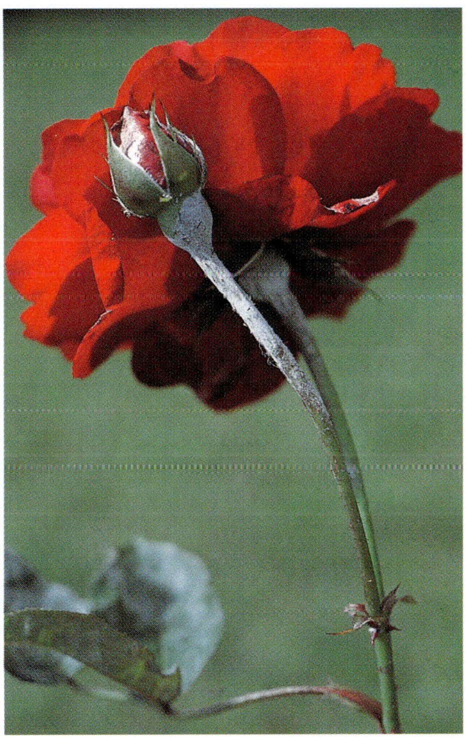

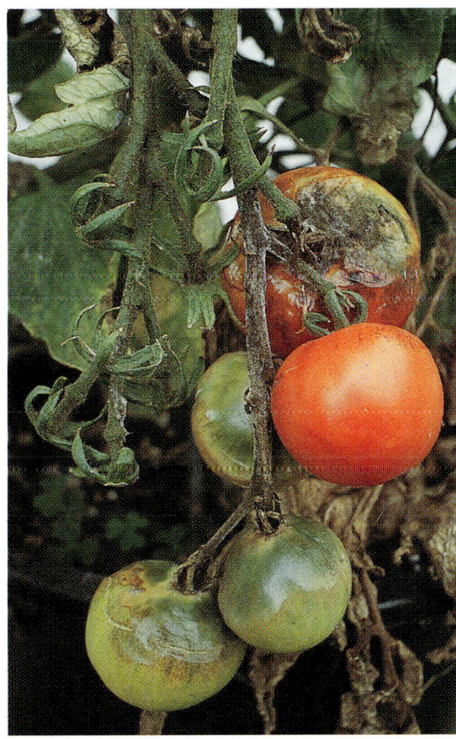

Gurken

Unterschiedliche Pflanzenstärkungsmittel wurden gegenüber dem **Falschen Mehltau** an Freilandgurken geprüft. Die Reduzierung dieser Pilzkrankheit konnte nur teilweise mit einem der geprüften Produkte (Neudo-Vital) erreicht werden.

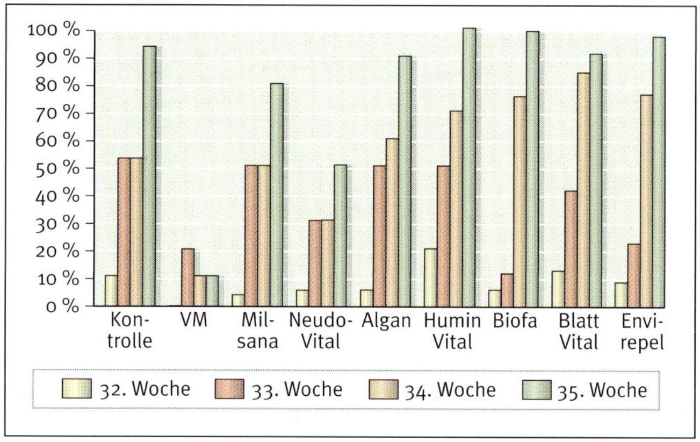

Birnen

Drei Pflanzenstärkungsmittel aus unterschiedlichen Gruppen wurden gegenüber dem **Birnengitterrost** unter starkem Befallsdruck getestet. Nach Anwendung des Produktes Goemar Fruton zeigten sich an der Birne allerdings auch Blattverbrennungen. Die Anwendung der Produkte zeigte einen Wirkungsgrad von 15 bis 20 %.

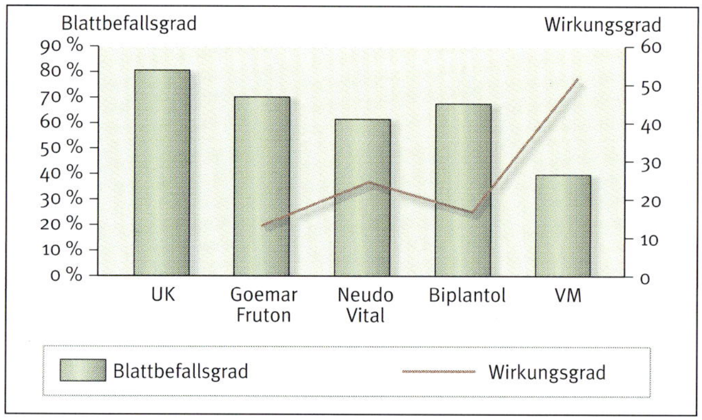

Stachelbeeren

Der Einfluss von sechs Behandlungen gegen **Stachelbeermehltau** wurde an einer nicht resistenten Sorte untersucht. Die Anwendungen führten teilweise zu einem höheren Anteil an nicht befallenen bzw. verwertbaren Früchten im Vergleich zur Kontrolle.

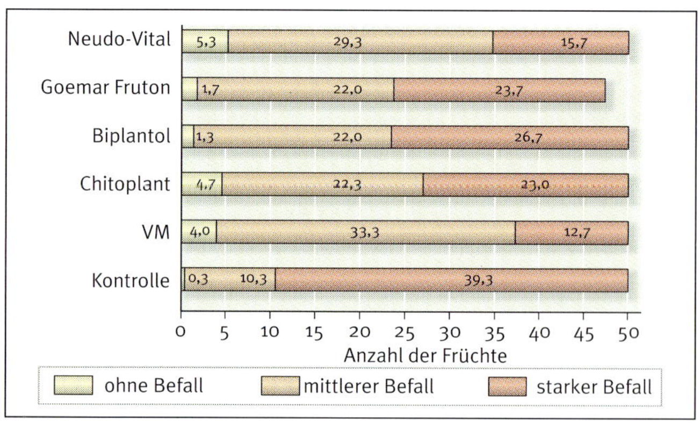

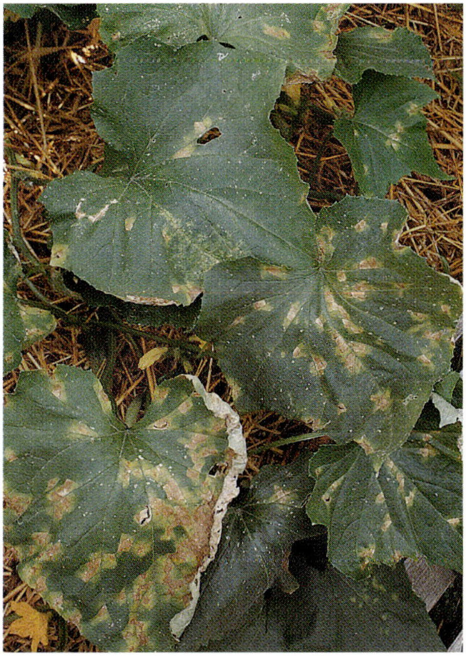

Falscher Mehltau an Gurken kann in kurzer Zeit den Zusammenbruch des ganzen Pflanzenbestandes verursachen.

Was sollte bei der Verwendung von Pflanzenstärkungsmitteln grundsätzlich beachtet werden?

- Sie sind entsprechend der Gebrauchsanleitung spezifisch anzuwenden.
- Sie sollten vorbeugend und meist wiederholt zur Vermeidung von Krankheiten und den Befall von Schädlingen angewendet werden.
- Bei sehr starkem Befallsdruck bzw. sehr anfälligen Kulturen konnte die Wirksamkeit nicht immer nachweislich erreicht werden.
- Es sollte die Kulturverträglichkeit beachtet werden.
- Sie sollten gezielt im Sinne des Integrierten Pflanzenschutzes angewendet werden.

Der Befall von Birnengitterrost an Birnen führt zur Schwächung der Bäume.

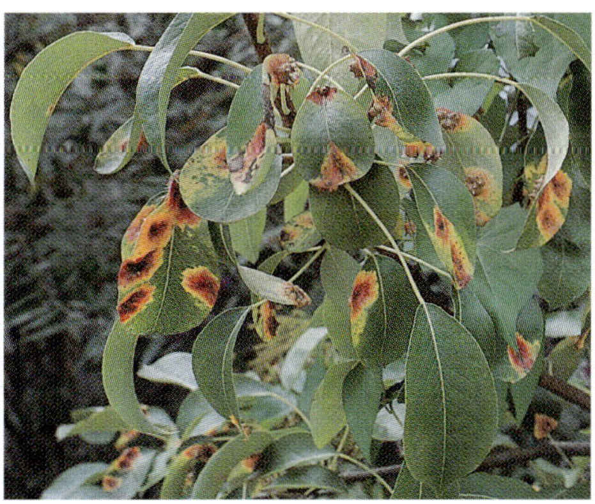

Amerikanischer Stachelbeermehltau kann bis zum totalen Ernteverlust führen.

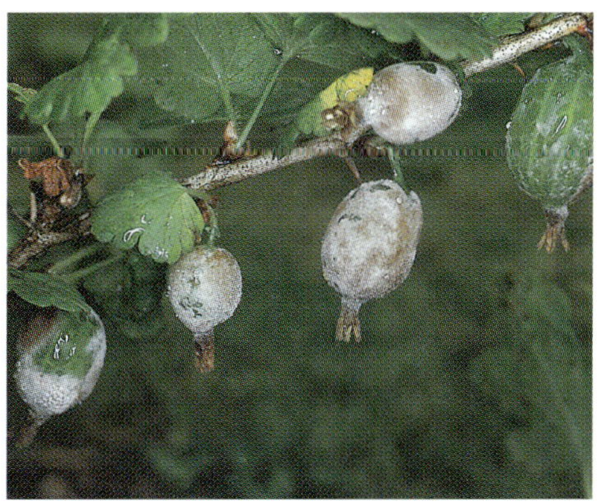

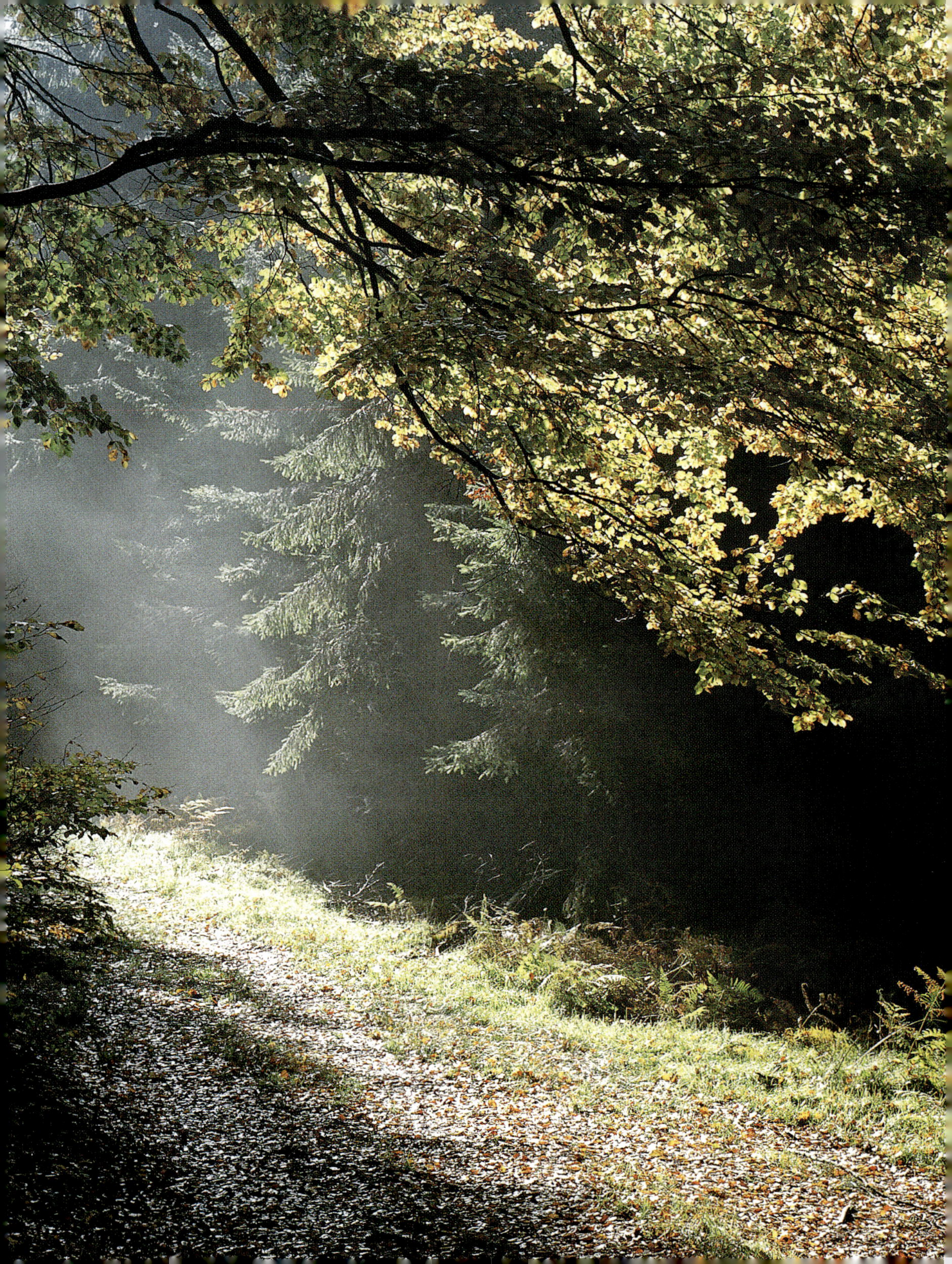

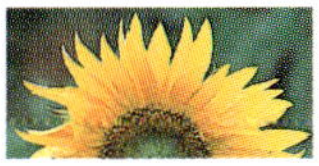

Homöopathie für Pflanzen

KONRAD WÜRTHLE

Kaum ein Tag verging, an dem die Medien Anfang der 80er Jahre des 20. Jahrhunderts nicht über das Waldsterben berichteten. Dies war der ausschlaggebende Faktor für die Entwicklung eines homöopathischen Pflanzenstärkungsmittels. Bis dahin war man der Meinung gewesen, der Wald sei gesund. Auch ich hatte keinen anderen Eindruck.

Erst bei genauerem Hinsehen waren den Experten starke Unterschiede zwischen kranken und gesunden Bäumen aufgefallen. Als Verursacher für diese öffentlich angeprangerte Umweltzerstörung wurden die vielen Abgase, besonders der Industrie und später der Hauskamine, verantwortlich gemacht. Wissenschaftler verwiesen auch auf die Autoabgase, deren toxische Stoffe einen beträchtlichen Teil des »sauren Regens« verursachen würden. Man ging davon aus, dass vor allem deren Schadstoffe die Bäume belastet hätten.

Heute sind wesentlich differenziertere Faktoren für das Sterben des Waldes bekannt. Einige dieser Ursachen sind landwirtschaftlichen Ursprungs, wie niederregnende Stickstoffe und Ammoniak, das aus der Gülle stammt. Sie und ihre Umsetzungsprodukte (z.B. Ozon) wirken auf zweifache Weise auf den Organismus der Natur: einerseits direkt auf die Pflanzen, andererseits indirekt über die Zufuhr von Säuren, Sulfat, Nitrat und Ammonium in den Boden.

Das Waldsterben und die Homöopathie

Wie die Ungleichgewichte und Schädigungen der Natur eventuell behoben werden könnten, wusste man anfangs nicht. Man versuchte es mit entsprechenden Düngervarianten, wie beispielsweise der Waldkalkung, oder mit Magnesiumdünger. Hierdurch konnten jedoch nur bestimmte Funktionsabläufe beeinflusst werden. Jede Sanierung der Umwelt kann aber auf lange Sicht nur dann Erfolg haben, wenn die Ursachen abgestellt werden.

Wie viele andere Menschen, die die Nachricht des Waldsterbens zutiefst beunruhigt hatte, war auch ich durch diese Meldung sehr betroffen. Als gelernter Pharmakaufmann und Drogist mit über 30jähriger Drogerieerfahrung auf dem Gebiet der Heilkräuter, Naturheilkunde und Biochemie mit Schüßlersalzen, dachte ich mir: Was für den Menschen gut ist, müsste auch den Pflanzen und Bäumen helfen.

Mir kam der Gedanke, geschädigte Bäume »homöopathisch« zu behandeln. Ich wollte ein Mittel herstellen, das sowohl für gesunde als auch für kranke Pflanzen verträglich wäre, ohne weitere Belastungen und Blockaden auszulösen.

Meine Absicht war es, eine homöopathische Lösung zu entwickeln, die mehrere Funktionen erfüllen sollte.

Verheerendes Waldsterben (so genannte neuartige Waldschäden), verursacht u. a. durch sauren Regen.

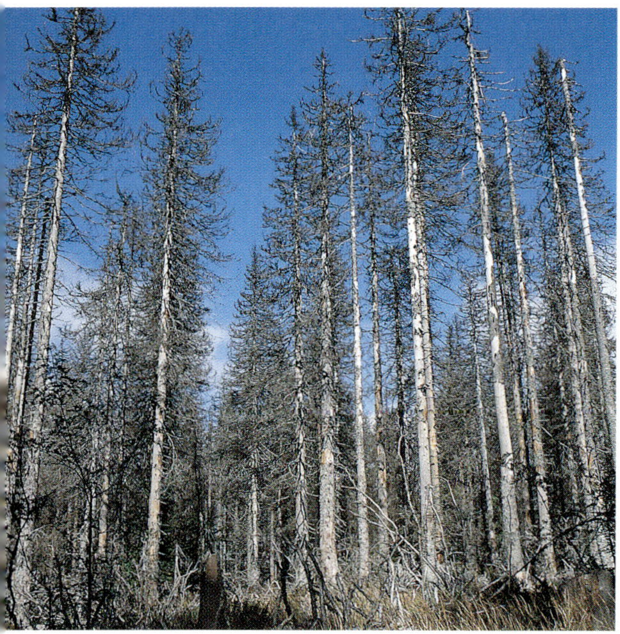

Meine homöopathische Biplantol®-Lösung beinhaltet

- Sämtliche Nähr- und Wirkstoffe, die eine Pflanze für ihren Zellaufbau benötigt
- Wirkstoffe, die das belastete Umfeld, besonders die Struktur des Bodens, positiv beeinflussen
- Stoffe die zur Aktivierung von Mykorrhiza-Pilzen beitragen, die in Symbiose mit den Pflanzen leben
- Stoffe zur Aktivierung der Bodenmikroorganismen
- Eine homöopathische Kombination zur Entgiftung und Aktivierung der Pflanze und des Bodens.

Es gelang mir, einen homöopathischen Wirkstoffkomplex zu entwickeln, der alle diese Voraussetzungen erfüllt. Ich nannte ihn Biplantol®. Die Ausgangsstoffe bilden die biochemischen Funktionsmittel nach **Dr. Schüßler.** Grundlage sind Kombinationen aus Pflanzenauszügen, mineralisch-organischen Düngern, organischem Germanium sowie Uronsäuren (Pflanzenschleime). Ihre Potenzstufen bewegen sich zwischen D6 und D200. Die Wirksamkeit der einzel-nen Potenzstufen wurde durch ausgedehnte Weizen- und Kresseversuche labortechnisch überprüft (siehe Seite 95 ff).

Wirkstoffe der homöopathischen Lösung

Pflanzen-Makronährstoffe

Stickstoff (N): Wichtig für das vegetative Wachstum und für die Bildung von Eiweiß. Bei Überschuss kommt es zu unkontrolliert schnellem Wachstum, die Pflanzen sind weniger widerstandsfähig gegen Krankheiten und Frost.

Phosphor (P): Wichtig für die Zellteilung, die Bildung der Zellwände, das Sameneiweiß und das Wurzelwachstum. Es erhöht den Widerstand gegen Krankheiten, fördert den Vitamingehalt, die Verdaulichkeit der Futterpflanzen und steuert die Assimilation der Kohlenwasserstoffe und Fette.

Kalium (K): Ein wichtiger Faktor für die Zellteilung sowie der Synthese höhermolekularer Kohlenhydrate wie Zucker, Stärke, Öle. Reguliert die Absorption von Kalzium, Stickstoff und Natrium.

Magnesium (Mg): Es bildet das zentrale Element bei der Chlorophyllbildung und dient als Hilfe bei der Verwertung von Stickstoff, Phosphor und Schwefel sowie in der Eiweißbildung. Gleicht Versäuerungen aus.

Kalzium (Ca): Es beeinflusst das Basen-Säure-Gleichgewicht, dient zur Überwindung von Vergiftungserscheinungen im Zellgewebe und verstärkt die Stickstoffbindung. Ein Überschuss führt zur Verkrustung des Bodens, zu harten, dicken Schichten im Untergrund sowie zu einem gehemmten Wachstum. Zudem wird die Magnesiumwirkung beeinträchtigt.

Schwefel (S): Dient zum Aufbau von Pflanzeneiweiß besonders der Leguminosen.

Spurenelemente-Mikronährstoffe

Eisen (Fe): Wichtig als Katalysator für die Photosynthese, für die Oxidation und Bildung der Kohlenhydrate sowie zur Chlorophyllbildung. Eisen-Überschuss erzeugt Manganmangel, Kalk-Überschuss erzeugt die physiologische Festlegung von Eisen.

Kupfer (Cu): Wichtigster Katalysator in Sand-, Schlamm- und Torfböden sowie in alkalischen Böden. Es verhindert anormale Wachstumserscheinungen, die durch einen Stickstoffüberschuss hervorgerufen werden.

Kobalt (Co): Regulator zwischen Oxidation und Reduktion in der Zellatmung.

Mangan (Mn): Es fördert ein gesundes Bakterienwachstum und ist für die Aktivierung verschiedener Enzyme der Chlorophyllsynthese, der Photosynthese sowie der Nitratreduktion in der Pflanze verantwortlich. In Zusammenarbeit mit

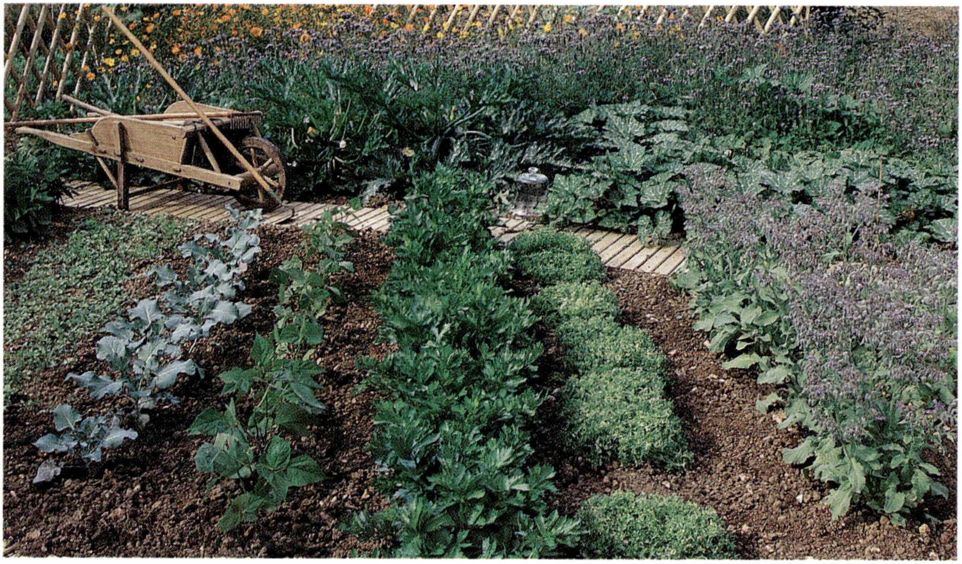

Erfolgreicher Gemüseanbau ohne Gift im Garten. Dank regelmäßigem Einsatz von Biplantol® von Frühjahr bis Herbst sind die Pflanzen stark und gesund.

Eisen,Kobalt und Kupfer verhindert es Wachstumsstörungen bei Stickstoffüberschuss.

Bor (B): Erhöht die Widerstandsfähigkeit von Wurzeln, Früchten und Gemüse und trägt zum Gleichgewicht des Kalkstoffwechsels bei. Bor dient zum Transport von Stärke und Zucker im Zellgewebe, am höchsten in Apfelbäumen. Wichtig für Leguminosen, besonders der Luzerne.

Zink (Zn): Dies ist ein Biokatalysator für alle Pflanzen und wird in Pilzen angereichert. Mangelerscheinungen treten bei fortdauernder NPK-Düngung auf. Wichtig für die Bildung von Wuchsstoffen.

Vanadium (V) , Molybdän (Mo): Absolut notwendig für die Stickstoffbindung der Leguminosenbakterien.

Silicium (Si): Ein wesentliches Element für das Wachstum der Epidermis, also der Schutzhautzellen sowie für das Längenwachstum der Stängel. Auch das vegetative Wachstum und die Stabilität der Pflanze werden positiv beeinflusst.

Germanium (Ge): Organisch gebundenes Germanium erhöht die Verfügbarkeit von Sauerstoff und hat eine vitalisierende Wirkung auf alle Pflanzenzellen. Die Pflanzen sind dadurch weniger kälteempfindlich.

Uronsäure (Pflanzenschleime): Sie dient zur Entgiftung von Pflanzen und Mikroben, bringt den Säftefluss in Gang und verbessert die Nährstoffaufnahme.

Die ersten Versuche

Die ersten Versuche erfolgten an zwei drei- bis vierjährigen Fichten, die ich 1982 in einem Gartencenter gekauft hatte. Verschiedene Dosierungen wurden getestet und ergaben deutliche Ergebnisse mit besserem und längerem Nadelwachstum. Es folgte ein erster Großversuch. Vom Staatlichen Forstamt Konstanz erhielten wir verschiedene Plätze mit Douglasien, Mammutbäumen und einer kleinen Kiefer zugewiesen. Die für meine Versuche vom Forstamt ausgesuchten Bäume hatten starke Schäden bzw. Symptome teils unbekannter Herkunft. Einige Bäume waren so gut wie abgeschrieben, sie zeigten alle Merkmale, die auf ein völliges Absterben in absehbarer Zeit hindeuteten.

Besonders ans Herz gewachsen war mir ein großer Mammutbaum. Wenn ihn die Sonnenstrahlen trafen, glich er einem brennenden Busch. Fast jeder zweite bis dritte seiner Äste trug bereits abgestorbene rote Nadeln. Stand man unter diesem großen Baum, so konnte man durch die gelichteten Äste hindurch fast den Himmel sehen. Mir war bei diesem Anblick nicht wohl zu Mute, und mit gemischten Gefühlen ging ich ans Werk.

Von Mitte September 1983 bis Ende Oktober 1983 behandelte ich den Baum vier Mal mit dem entsprechend verdünnten

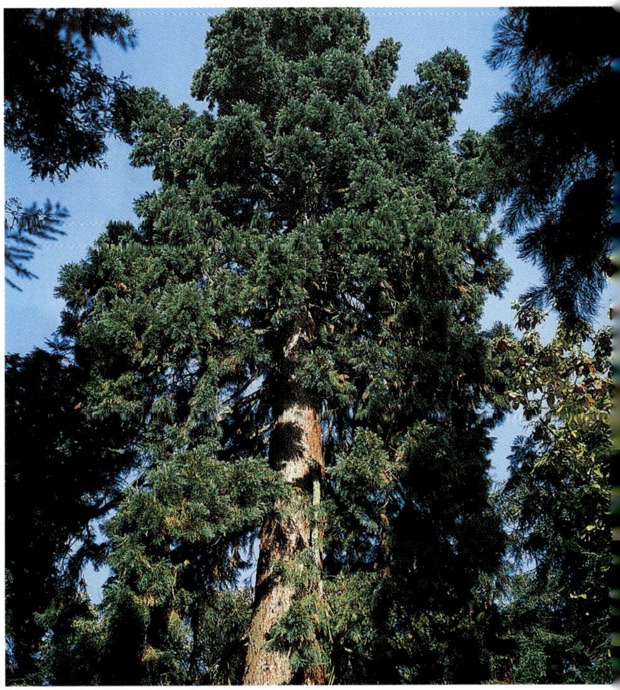

Mit einem nicht ganz so großen Mammutbaum habe ich meine ersten Versuche 1983 zur Waldheilung im Freiland begonnen.

homöopathischen Wirkstoffkomplex Biplantol® durch Gießen. Bereits nach 14 Tagen sah ich die ersten Ansätze neuer Triebe. Anfangs schlugen sie an den Astenden, später überall dicht neben den absterbenden Nadeln aus. Es war ein wunderbares Gefühl, zu sehen, dass die Mühe nicht vergebens war und meine Wirkstofflösung ihren Erfolg zeigte.
Am Versuchsende bei einer Bestandsaufnahme Anfang November freute ich mich, dass mein Mammutbaum trotz später Jahreszeit zwischen 7 und 12 cm lange neue Nadeln ausgetrieben hatte – es war fantastisch. Die anfänglich ausgelichtete Krone hatte sich zusehends verdichtet, hängende Äste hatten sich wieder aufgerichtet. Da die Behandlungen der anderen Bäume ebenfalls positiv verliefen, erfolgten weitere Freilandversuche mit Biplantol®.

Weitere Versuche

Einer der ersten Anwender des homöopathischen Mittels für Waldbäume war Andreas Hühmer. Ihm gelang es in der Zeit von April bis Oktober 1985, in einem ausgesuchten Waldstück in Bayern mit

Links: Stark geschädigte Blaufichte, verursacht durch einen nicht optimalen Standort sowie Sitkafichtenlausbefall. Mitte: Die regelmäßig mit Biplantol®*vital NT* behandelte Fichte hat sich zwei Jahre später auch von innen heraus optimal regeneriert. Rechts: Nach weiteren vier Jahren gedeiht die Fichte prächtig, ab und zu wird weiter mit Biplantol® gegossen.

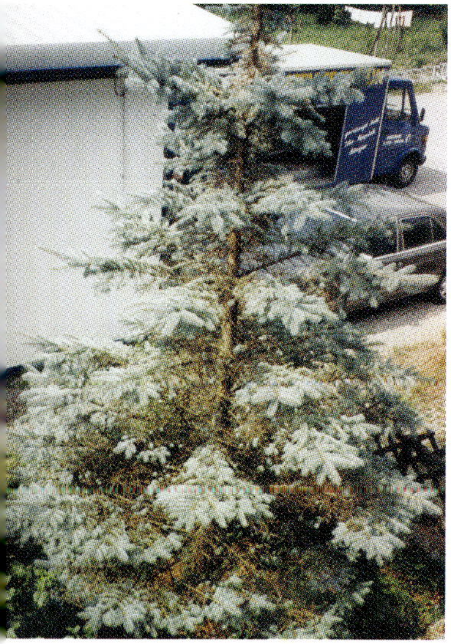

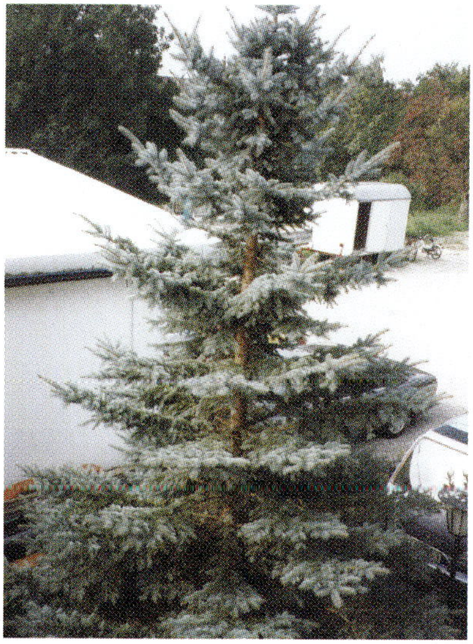

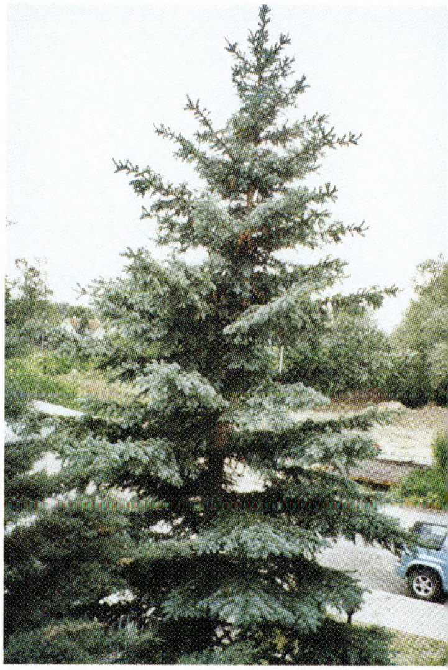

Hilfe von Infrarotaufnahmen die Wirksamkeit von Biplantol® bei 60-jährigen Tannen und Fichten zu belegen.

Ebensogute Erfolge wurden auch im Jahre 1985 im Hopfenanbau in der Hallertau erzielt. Auch heute werden wieder entsprechende Versuche mit unseren homöopathischen Mitteln von der Landesanstalt für Pflanzenschutz in Tettnang bezüglich der Hopfenwelke durchgeführt.

Wollte man alle bereits unternommenen Tests mit meinen homöopathischen Pflanzenstärkungsmitteln detailliert darstellen, so würde das den Rahmen dieses Buches sprengen.

Erst 1996 erfuhr ich von einem bereits acht Jahre währenden Langzeitversuch an Bäumen, den **Prof. Dr. Bechmann** aus Barsinghausen durchführte (lesen Sie seinen Beitrag ab Seite 95).

1996 testete die Ortsgruppe Konstanz des B.U.N.D. (Bund für Umwelt und Naturschutz Deutschland) die Wirksamkeit von homöopathischen Pflanzenstärkungsmitteln. 27 Einzelbäume (unterschiedliche Hochstammobstbäume) wurden in den Versuch einbezogen. Die behandelten Bäume zeigten gegenüber den unbehandelten wesentlich bessere Wachstumsqualitäten. Zwei Drittel aller behandelten Bäume wuchsen über-

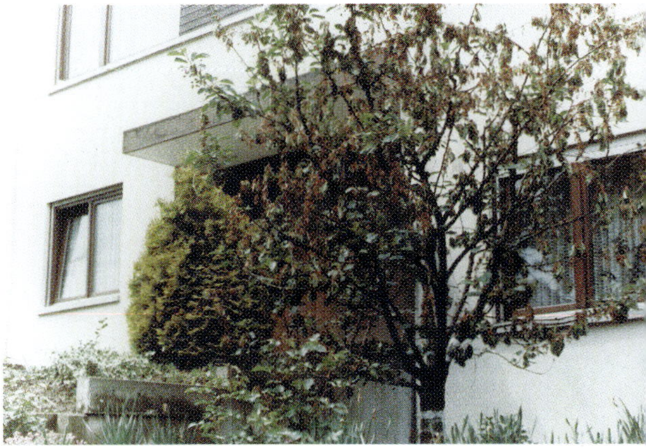

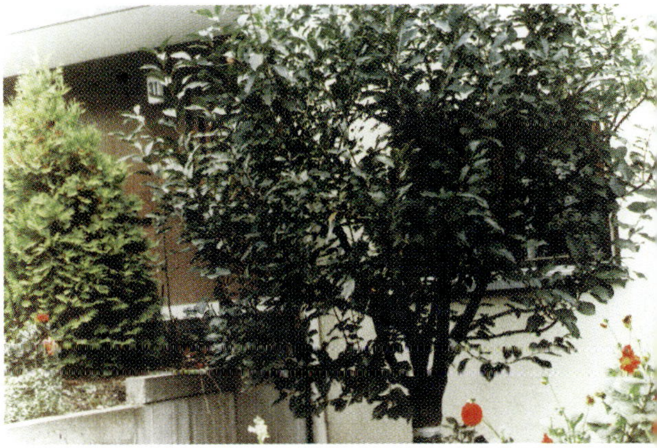

Eine Sauerkirsche mit Monilia-Spitzendürre (Bild oben) konnte sich innerhalb einer Vegetationsperiode regenerieren. Das Bild unten zeigt die gleiche Pflanze im Herbst nach mehrmaligem Sprühen und Gießen von Biplantol®.

durchschnittlich gut; sieben davon sehr gut. Dagegen wuchs nur ein Drittel aller nicht behandelten Bäume überdurchschnittlich gut; drei davon sehr gut. Die Rate der abgestorbenen Bäume betrug

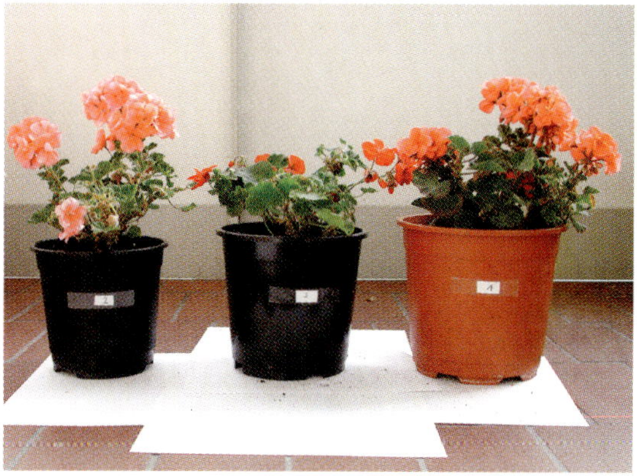

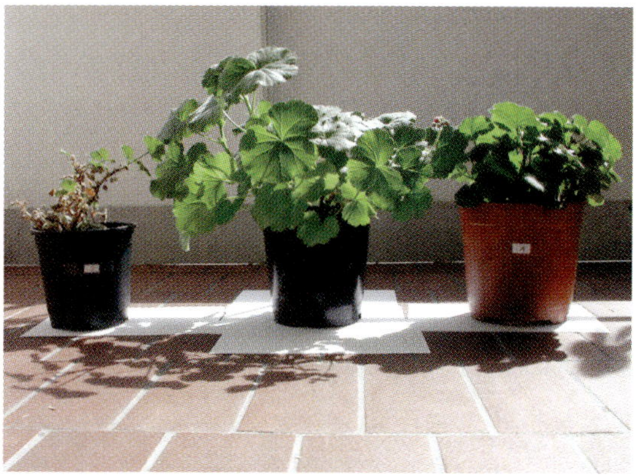

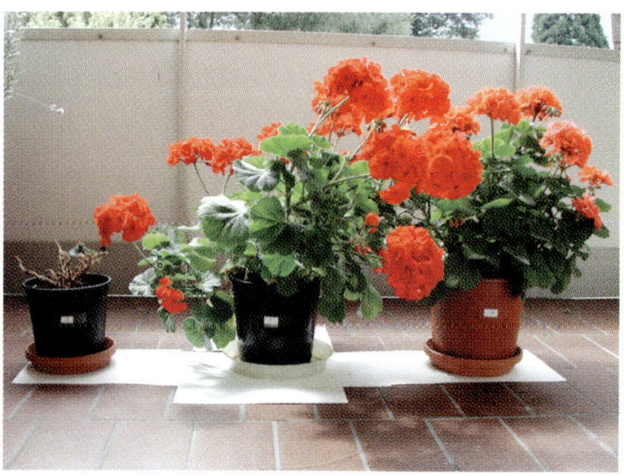

bei den nicht behandelten Bäumen (in einer Vegetationsperiode!) 10%. Bei den mit dem homöopathischen Mittel behandelten Bäumen lag sie bei 0%.

Das Fazit des Versuches war: Alle Ergebnisse führen zu dem Schluss, dass das homöopathische Baummittel eine stärkende Wirkung auf Bäume hat, die durch äußere Einflüsse teilweise starken Schaden genommen hatten.

Kakteen und Orchideen blühen besser

Manche Erfolge überraschten mich selbst. Dazu gehörte auch der Einsatz des homöopathischen Mittels bei **Kakteen,** die mir immer als ein botanisches Wunder erschienen. Herr Franz Gebhart aus Baindt, ein Kakteenexperte mit über 40-jähriger praktischer Erfahrung, überzeugte mich durch seine ausgefeilte Dosierung bei diesen stacheligen Gesellen. Er sprühte und goss die Kakteen regelmäßig 14-tägig im Wechsel. Die krän-

Oben: Drei kranke, geschwächte Geranien (Aufnahmen im November). Die rechte und mittlere Geranie wurden anschließend regelmäßig mit Biplantol®*vital NT* behandelt, die linke hingegen nur normal gedüngt. Die unterschiedliche Entwicklung zeigt sich bereits im April (Mitte) sowie noch deutlicher im Juli des folgenden Jahres (unten).

kelnden Kakteen konnten sich schnell regenerieren (siehe auch Seite 54).

Fast zehn Jahre später erging es mir ähnlich bei Orchideen. Eine meiner Kundinnen, die **Orchideen** über alles liebte, warf sämtliche Dosierungsvorschriften über Bord, da sie Tag für Tag in das von ihr benützte Sprühwasser mehrere Tropfen des homöopathischen Pflanzenstärkungsmittels gab – wodurch die Orchideen ihre Blütenpracht noch länger beibehielten.

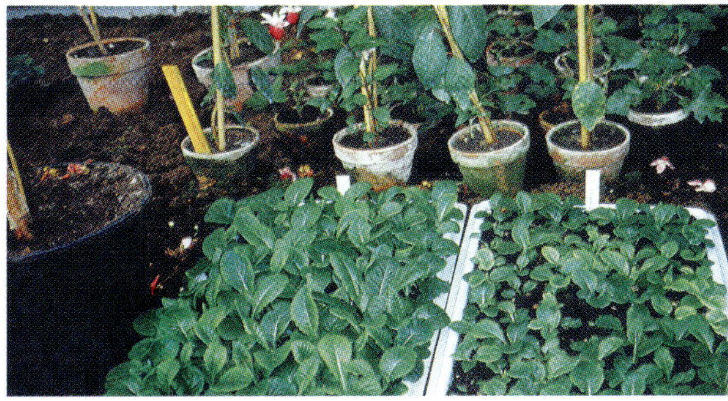

Bessere Wurzelbildung und kräftigeres Blattwerk von Setzlingen dank homöopathischer Stärkungsmittel (hier: Biplantol®), mit denen die linken Pflanzen behandelt wurden.

Sanfte Pflanzenpflege für Gemüse

Eine aktuelle Studie aus dem Jahre 2001 aus der Schweiz, die an der Hochschule Wädenswil durchgeführt wurde, belegt statistisch signifikant die Wirksamkeit des homöopathischen Wirkstoffkomplexes mit Biplantol® am Beispiel von Kopfsalat und Radieschen. Die Pflanzen waren im Schnitt etwa 10–20% größer, was auf eine verbesserte Nährstoffaufnahme deutet.

In einigen innovativen Großgärtnereien in der Nähe von Straelen, die mehrere Millionen Zierpflanzen pro Jahr produzieren, gehört der homöopathische Wirkstoffkomplex Biplantol® mittlerweile zum Standardprogramm. Durch den Einsatz der sanften Pflanzenpflege konnten hier konventionelle Pflanzenschutzmittel auf ein Minimum reduziert werden. Das entlastet nicht nur die Natur, sondern auch den Menschen.

Vergleich unbehandelte und mit Biplantol® behandelte Gemüsekulturen in Gewächshaus [1)]

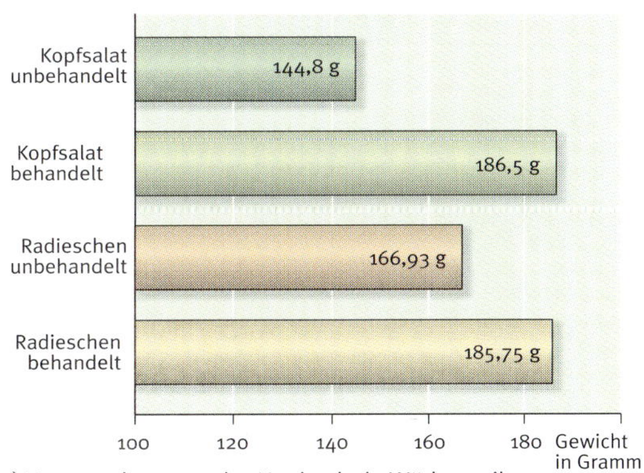

1) Untersuchung an der Hochschule Wädenswil, Januar 2002

Pflanzenstärkungsmittel – auch der Boden profitiert davon

Ein gesunder Boden ist die Grundlage für das Wachstum der Pflanzen. In ihm sind u.a. Luft, Wasser, Nährstoffe und Bodenorganismen enthalten. Boden und Pflanzen leben in Symbiose. Dieses äußerst komplexe Zusammenspiel ist in der Regel – in gesundem Zustand – gegenüber äußeren Schadeinflüssen recht stabil.

- Die Nährstoffaufnahme und -nutzung wird verbessert
- Die Wasseraufnahme wird erleichtert
- Die Humusbildung wird gefördert
- Die Bodenstruktur wird bis in größere Tiefen verbessert
- Die Pflanze wird gestärkt, sie kann sich wieder erholen und regenerieren!

In dieser Parkanlage möchte die junge Eiche nicht so richtig gedeihen (Laubfall im Juli). Um Sie vor der Axt zu retten, wurde Sie alle sechs Wochen mit Biplantol® gegossen. Das Ergebnis nach einem Jahr ist im Bild rechts zu sehen.

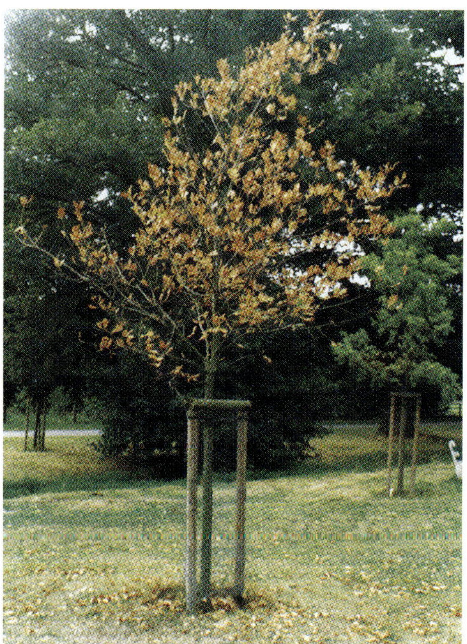

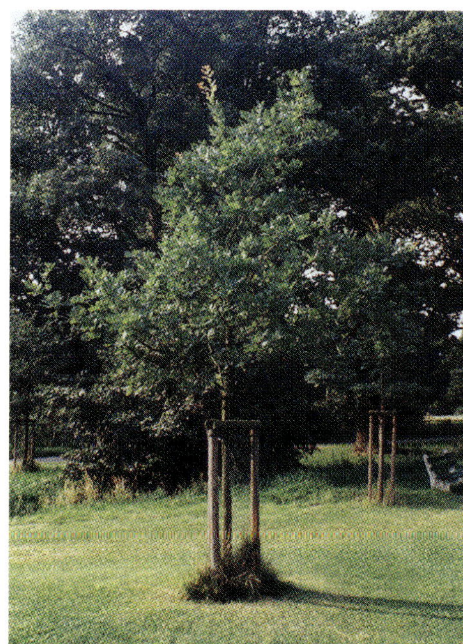

Durch anthropogene Schadstoffansammlungen im Boden und in der Luft wird die Nähstoffaufnahme der Pflanzen behindert und blockiert. Die Folge: gestresste Pflanzen und ein geschwächtes Immunsystem. Die Pflanzen werden anfälliger für Krankheiten und Schädlingsbefall.

Unser homöopathisch dynamisierter Nähr- und Wirkstoffkomplex Biplantol® entwickelt im Boden die volle Kraft, Bodenfruchtbarkeit und Wurzelwachstum werden gefördert.
Millionen von Mikroorganismen werden angeregt, den Boden zu bearbeiten. Durch ihre rege Tätigkeit und das verstärkte Wurzelwachstum wird der Boden belüftet, sodass ein günstiges O_2/CO_2-Verhältnis entsteht, was wiederum entscheidend für die Nährstoff- und Wasseraufnahme ist.

Mit unserem homöopathischen Pflanzenstärkungsmittel können die Blockaden in der Pflanze gelöst werden, und der Säftefluss kommt wieder in Gang. Die Nährstoffe können ausreichend zirkulieren und die Pflanze optimal versorgen.

Ebenso werden die Mykorrhiza-Pilze gefördert, die eine Symbiose mit den Pflanzenwurzeln bilden. Sie sind lebenswichtige Partner bei der Nährstoffaufnahme und oft entscheidend für die Gesundheit und Widerstandskraft der Pflanzen.

Wie wichtig sind Mykorrhiza-Pilze für die Pflanzen?

- 90% der im Freiland lebenden Pflanzen bilden eine positive Lebensgemeinschaft (Symbiose) zwischen Mykorrhiza (Bodenpilze) und Feinwurzeln
- Diese Symbiose sorgt für eine verbesserte Wasser- und Nährstoffaufnahme der Pflanze
- Die Pilze schützen die Pflanze durch Ausscheidungen von antibiotisch wirksamen Stoffen
- Wachstum und Vitalität der Wirtspflanze werden positiv beeinflusst
- Bodenpilze reagieren sehr empfindlich auf Bodenbelastungen (wie saurer Regen, Überdüngung).
- Stirbt die Mykorrhiza ab, verhungern die Wurzeln, trotz genügender Nährstoffversorgung kommt es zu Mangelerscheinungen an der Pflanze.

Für jede Pflanze eine eigene Medizin?

Dies kann, muss aber nicht sein. Eigentlich wäre es wünschenswert, doch vom pflegerischen Arbeitsaufwand her ist es zu zeitraubend und in der Praxis kaum machbar. Obwohl wir über 31 Einzelbaumvarianten potenziert haben, bevorzugen wir unsere Komplexmittel Biplantol®*vitalNT* und Biplantol®*agrar*, die sich in der Praxis bestens bewährt haben und einfach anzuwenden sind.

Nach über 20jähriger Erfahrung mit dem homöopathischen Wirkstoffkomplex ist man in der Lage, sämtliche Pflanzen vom Grashalm bis zum Mammutbaum, durch Veränderung der Dosierung und der Anwendungszeiträume, richtig zu behandeln.

Homöopathie im 21. Jahrhundert

Aus meiner Sicht betreiben wir heute ein Art »moderne Homöopathie 2000«, wie ich sie gerne nenne. Wir greifen einerseits auf praktische Erfahrungen der klassischen Homöopathie nach **Samuel Hahnemann** zurück (siehe Seite 10) und berücksichtigen andererseits die von **Rudolf Steiner** entwickelten biodynamischen Gesetze. Darüber hinaus sind wir auch mit den Potenzierungsmöglichkeiten nach **Kolisko** vertraut und setzen biochemische Funktionsmittel nach **Dr. Schüßler** ein. Neben diesen Techniken bauen wir aber auch moderne biochemische Mittel aus der Humanmedizin in unsere Produkte ein – und berücksichtigen ebenfalls gewisse Daten aus dem Thun-Kalender* in der Präparateherstellung.

Bereits 1991 erhielten wir auf der Welt-Erfindermesse in Genf von der Fachjury die Silbermedaille für unsere Produkte.

Die Fichtenhecke wurde versehentlich mit Unkrautvernichter gedüngt.

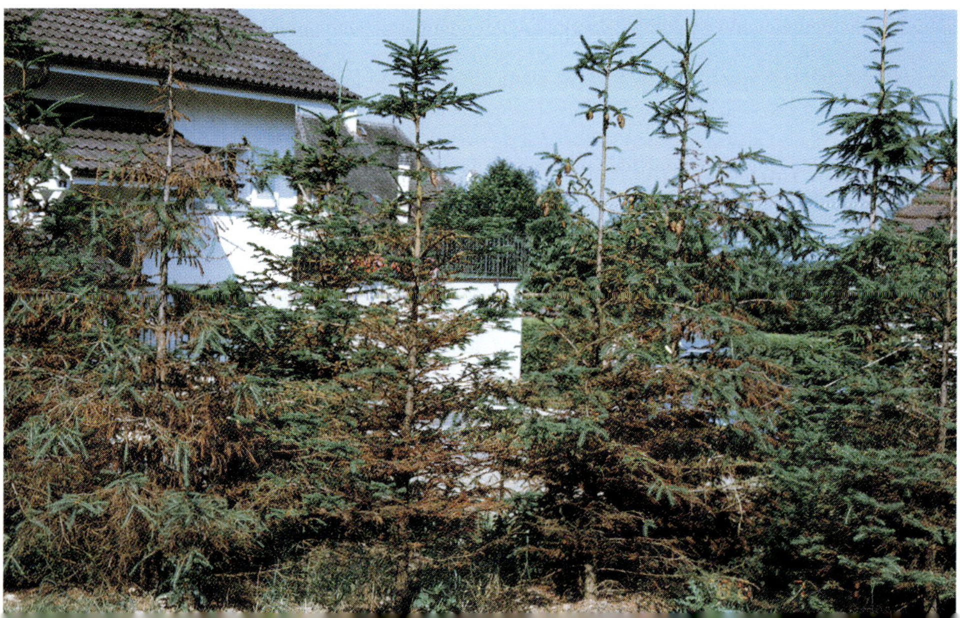

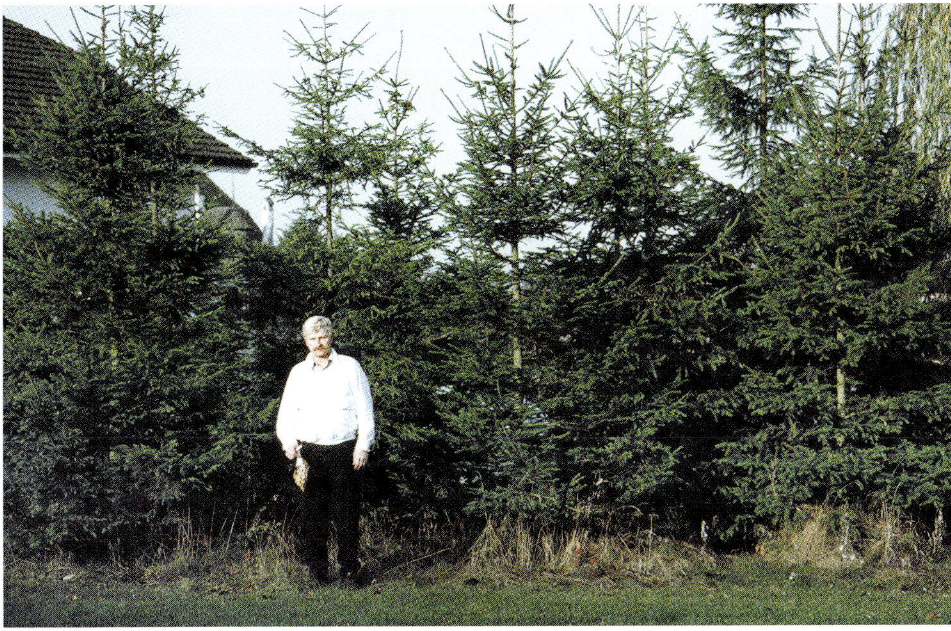

Die Hecke konnte mit Hilfe des homöopathischen Wirkstoffkomplexes Biplantol® gerettet werden. Schon ein Jahr später ist vom Schaden nichts mehr zu sehen.

Während der letzten Jahre wurden die Ergebnisse der Erforschung homöopathischer Mittel für Pflanzen vermehrt publiziert. Diverse Gartenzeitschriften und Dutzende von weiteren Medien berichteten von eigenen Erfahrungen mit diesen »neuen Mitteln«. Das Fernsehen, u.a. der Hessische Rundfunk und Deutsche Welle Berlin, zeigten sich sehr interessiert und sendeten Berichte. Kleingärtnerverbände hören sich Vorträge zum Thema an. Ganz besonders freuen wir uns über die gute Zusammenarbeit mit der Blumeninsel Mainau, die unsere Mittel seit längerer Zeit in vielen Bereichen ebenfalls erfolgreich einsetzt (siehe dazu Seite 83 ff.).

Nach 20jähriger Beharrlichkeit und Mut, sich für die Homöopathie für Pflanzen einzusetzen, scheint die Zeit nun endlich reif zu sein.

*Der Thun-Kalender »Aussaattage« ist ein Jahreskalender, der 1961 von Maria und Matthias Thun entwickelt wurde. Jedes Jahr wird die Konstellation von Mond und Sternen für günstige Aussaattage, den besten Erntezeitpunkt und für Einflüsse auf den Befall von Schadorganismen neu berechnet. Vor allem im biologisch-dynamischen Landbau werden die entsprechenden Arbeitstage mit Erfolg berücksichtigt.

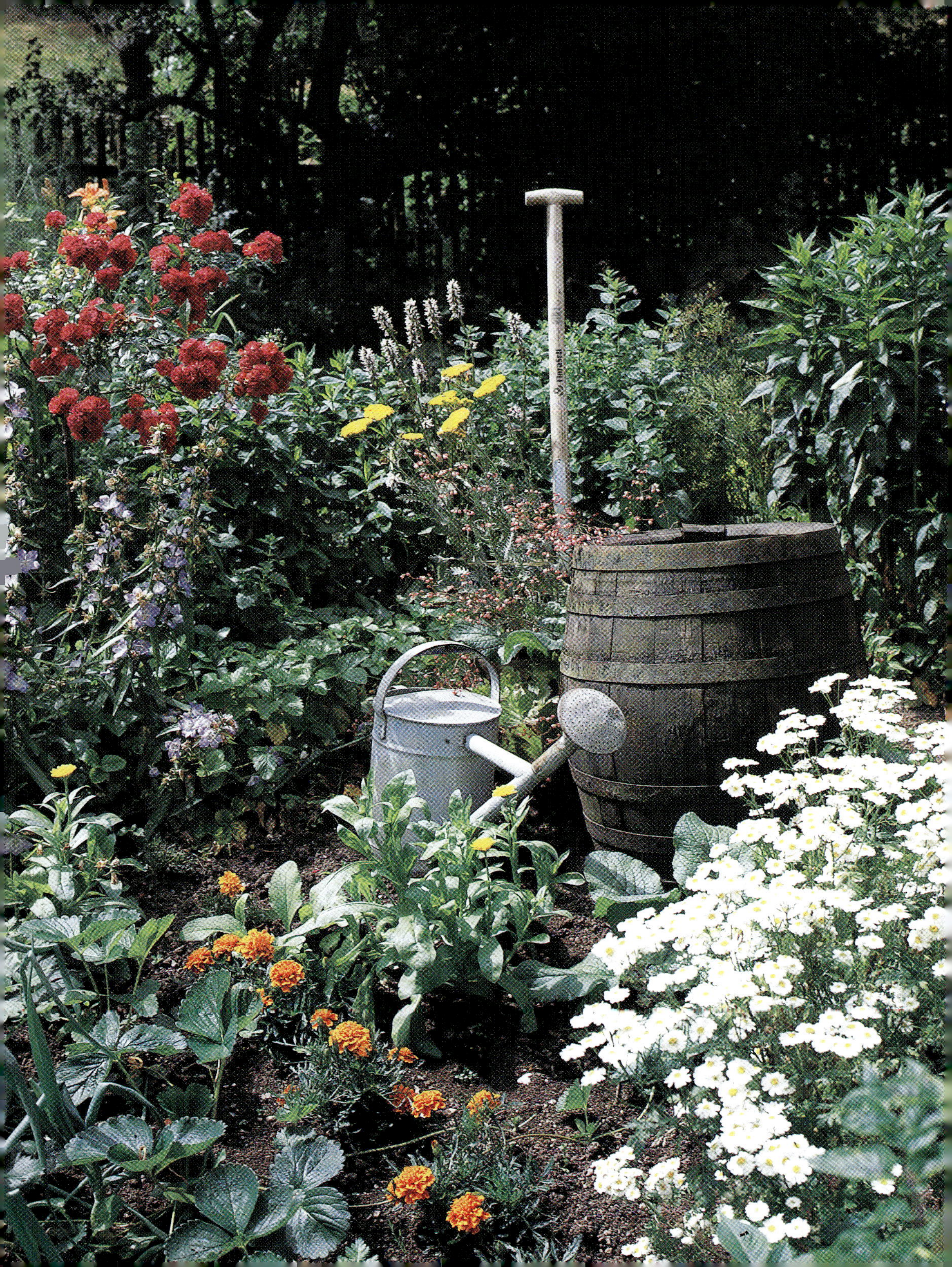

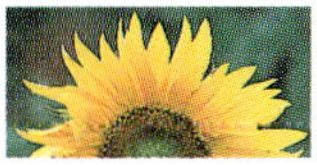

Homöopathie im naturnahen Garten

Ewald Kleiner

Träume vom eigenen grünen Paradies scheitern fast immer an begrenzten Möglichkeiten. Ob im eigenen Garten, in Schulen oder öffentlichen Anlagen: Der Aufwand für einen gepflegten Garten, selbst wenn man ihn naturnah anlegt, ist erheblich. Neuanlagen benötigen Jahre für Aufbau und Eingliederung. Mangelnde Kenntnisse, durch Baumaßnahmen verdichtete Erde, falsche Pflanzenauswahl und nicht zuletzt unzureichende Pflegemaßnahmen lassen viele Gärten zu einem Risiko oder sogar Reinfall werden.

Ein Versuchsgarten am Bodensee

Nicht jedoch im Wild- und Freizeitpark Allensbach am Bodensee, wo seit Frühjahr 1997 die vielfältige Pflanzenwelt, ökologisch wertvoll aufbereitet, auf kleinstem Raum individuell und hautnah präsentiert wird.

Entscheidend für die kurzfristige Umsetzung angestrebter Ziele war der Einsatz homöopathischer Mittel. Wo wenige Wochen vorher noch aufwändige Baumaßnahmen und eine dadurch strapazierte Pflanzerde jeden Glauben an einen naturnahen Garten verdrängten, verwirklichte sich in kürzester Zeit die Vision vom kleinen grünen Paradies in lebendigem Grün und unzähligen Blüten.

Der Gedanke, im Wild- und Freizeitpark Allensbach die vielfältige, vorwiegend heimische Pflanzenwelt in einem naturnah angelegten Garten übersichtlich darzustellen, wurde bereits in den achtziger Jahren diskutiert. Doch sollten Jahre vergehen, bis 1996 der Spatenstich für die etwa 1.000 m² große Anlage im Herzen der Bodensee-Halbinsel Bodanrück, unweit von Konstanz, vollzogen werden konnte. Dank großzügiger Investitionen, Sponsoring-Beiträgen Deutscher und Schweizer Firmen und nicht zuletzt durch meinen Einsatz entstand in einjähriger Bauzeit die ParkOase, ein »Grünes Klassenzimmer«, das bezüglich seiner Konzeption, Präsentation und Langzeitpflege wohl einmalig ist.

Willkommen im »Grünen Klassenzimmer«

Unter dem Motto »Natur hautnah und pur erleben« werden nicht nur Schüler angesprochen. Dass hier die Anwendung homöopathischer Mittel einen besonderen Stellenwert einnimmt, ist geradezu selbstverständlich.

Die Park Oase möchte nachfolgende Leitbilder vermitteln

- Die Beziehung zur Natur wecken
- Lebensräume erkunden und vertiefen
- Mit der Natur leben
- Verborgenes Leben anschaulich machen
- Besucher anregen, aus der Natur zu lernen (Küchenkräuter, Heil- und Giftpflanzen)
- Wechselbeziehungen zwischen Pflanzen und Tieren entdecken
- Produkte aus der Natur für die Natur (z. B. homöopathische Mittel) einsetzen
- Anregungen zum Nachmachen geben.

In einem Garten der Natur, in dem die schonende Bearbeitung des Bodens mit Sauzahn oder Grabgabel selbstverständlich sind, kosmische Einflüsse Berücksichtigung finden und ein ökologisch besonders wertvolles Mulchmaterial aufgebracht wird, kann letztendlich nur mit einem hochwertigen Vitalisierungspräparat das gewünschte Resultat erzielt werden.

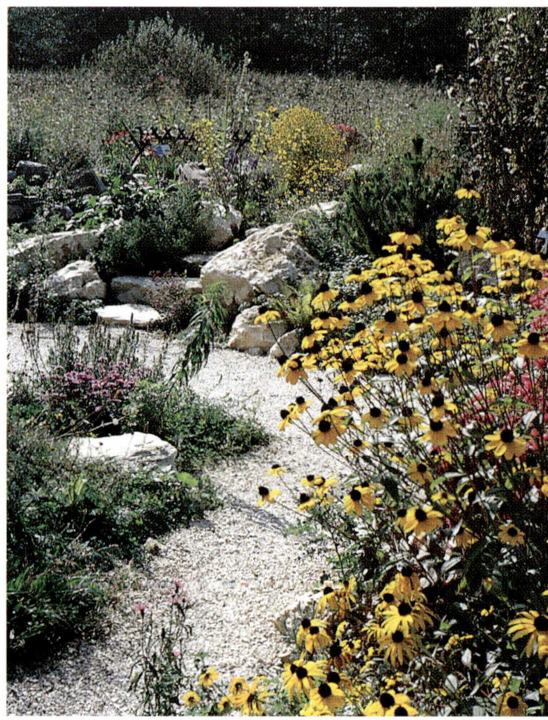

Versuchsfeld ParkOase: Das »Grüne Klassenzimmer« im Wild- und Freizeitpark Allensbach wurde in sechs Monaten zum Vorzeigegarten.

Im Garten der Homöopathie

Etwa 200 Meter gut begehbare, weitgehend rollstuhlgerechte Wege mit Kies-, Rinde- und Steinbelägen bringen die Besucher zu allen gewünschten Beobachtungs- und Standplätzen. Der Rundgang beginnt im Bienengarten, wo auf kleinstem Raum über 100 typische Arten vorwiegend einheimischer, aber auch fremdländischer Bienenfutterpflanzen stehen, die den Eindruck eines Bauerngartens vermitteln. Hier kann die Symbiose zwischen Insekten und ihren Blüten hautnah beobachtet werden. Den Randbereich säumt eine Blumenwiese mit nahezu 50 verschiedenen Pflanzen; dazwischen eine Formhecke aus Wildsträuchern und nicht zuletzt der Steingarten, der mit Fachverstand bepflanzt, vom Frühling bis zum Herbst mit Blüten geschmückt ist.

Die Vielfalt interessanter Pflanzen gibt Anregungen für große und kleine Gartenfreunde. Ob Sommerblumenteppiche, Staudenpartien oder Gehölze, streng geschnitten oder als Solitär, alle wurden bereits bei der Pflanzung beziehungsweise Aussaat mit homöopathischen Mitteln gegossen. Der Erfolg war überwältigend. Nehmen wir nur dieses Beispiel: Die Blüten der Moschus-Malve waren um ein Drittel größer und blühten 14 Tage länger als ihre Verwandten, die an anderen, vergleichbaren Standorten wuchsen.

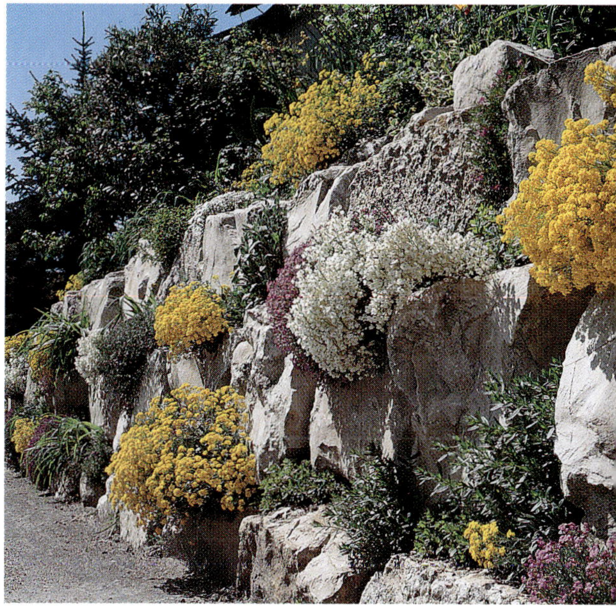

Trockenmauern sind ökologisch wertvoll und stellen ein schönes Gestaltungselement im Garten dar. Mit homöopathischen Mitteln gepflegt, blühen sie besonders üppig.

Schnellere Kompostrotte durch Homöopahtie

Wo viele Pflanzen sind, fallen zwangsläufig mit jeder Pflegearbeit große Mengen organischer Substanzen an. Gleichzeitig wird Humus benötigt. Auch in der ParkOase durfte ein Komposthaufen nicht fehlen.

Mit homöopathischen Mitteln wurden ausgezeichnete Verrottungsergebnisse erzielt. Bereits nach sechs Wochen stand hochwertige Erde zur Verfügung. Komposterde wird am besten im März/April fingerdick aufgetragen und etwa 5 cm eingearbeitet. Wer im Herbst mulchen möchte, sollte dies erst nach dem ersten Frost tun. Damit wird das schadlose Überwintern von Kleinschnecken verhindert.

Extreme Standorte

Die Trockenmauer der ParkOase gilt als nachahmenswertes Biotop. Auf den Hangpartien darüber finden sich vorwiegend subalpine Pflanzengesellschaften in einer Gesteins- und Hochstaudenflur mit Eisenhut, Gelbem Enzian, Hauswurzarten, Lupine, Mauerpfeffer, Silberdistel und anderen. Die rasche Eingewöhnung empfindlicher Hochgebirgspflanzen war nur durch die gezielte Anwendung von homöopathischen Vitalisierungsmitteln möglich.

Unübersehbarer Blickfang ist die mit lose aufgeschichteten Steinen gestaltete **Kräuterspirale.** Auf ihr fanden über 40 verschiedene Würz- und Heilkräuter Ihren Platz. Alle Pflanzen wurden bereits in der Eingewöhnungsphase homöopathisch behandelt und erreichten bereits in wenigen Wochen ihre endgültige Wuchsgröße.

Als breites Band ist der Steinwall erkennbar. Kalksteinblöcke, individuell gesetzt, wurden zur Heimat interessanter Pflanzen. In der vorgelagerten Schuttflur wachsen so genannte Hungerkünstler (Pflanzen, die sehr anspruchslos sind). Unmittelbar vor dem im Jahre 2000 in die ParkOase integrierten Wildbienenhotel entstand ein Halbtrockenrasen mit über 50 verschiedenen Pflanzen. Leider wurde dieses Gelände nach der Einsaat durch unnötiges Begehen unbelehrbarer Parkbesucher reichlich geschädigt. Die Erde war so fest und ohne Saataufgang, dass über eine nochmalige Aussaat nachgedacht wurde. Nach nochmaligem Begießen mit Biplantol®*vital* keimten innerhalb von zehn Tagen so viele Wildblumen, dass die tot geglaubte Erde durchgehend begrünt und sechs Wochen später mit Blüten buchstäblich übersät war.

Wilde Schönheit

Am Weg zum Wildsträuchergarten stehen über 40 verschiedene Pflanzen in Anlehnung an Zickzack-Klee/Odermenning-Säume. Auch hier wurde das an Blütentagen oberflächlich eingearbeitete Saatgut sogleich mit den homöopathischen Vitalisierungsmitteln begossen. Dazwischen imponiert die Vielfalt der Wildsträucher: Berberitze, Buchsbaum, Ginster, Pfaffenhütchen, Seidelbast, Stachelbeere, Stechpalme, Weißdorn, Gemeiner und Wolliger Schneeball, um nur einige zu nennen.

Kristallklares Wasser

Das am Fuße der Kräuterspirale angelegte Wasserauge zeigte zwei Wochen nach Fertigstellung unter Anwendung von Vitalisierungsmitteln kristallklares Wasser.

Entlang des ebenfalls homöopathisch behandelten Krötenteichs (der innerhalb von 17 Tagen von einer Kloake zu einem Schmuckstück mit optimalem Teichwasser wurde) zieht sich ein feuchter Saum in Anlehnung an Mädesüß-Hochstaudenfluren. Unter Einsatz der Homöopathie wurde in diesen Feuchtbiotopen der Zellteilungsprozess bioaktiver Mikroorganismen (insbesondere von aeroben Bakterien) und der nachfolgende Abbau von Schad- und Schwebstoffen wie auch bereits vorhandener Algen ungemein beschleunigt.

Optimale Wasserklärung

Die im Wasser vorhandenen organischen Substanzen sinken allerdings nicht auf den Grund des Teiches, sondern schwimmen auf, können dort entfernt werden oder lagern sich am Rand ab und dienen als Pflanzennahrung. Mit der Klärung des Wassers normalisierte sich die Assimilation der Pflanzen, und der Sauerstoffgehalt erreichte den für die Wasserqualität erforderlichen Normalwert.

Die mit Fachverstand angelegte Kräuterspirale mit integriertem Wasserauge ist ein unübersehbarer Blickfang in der ParkOase.

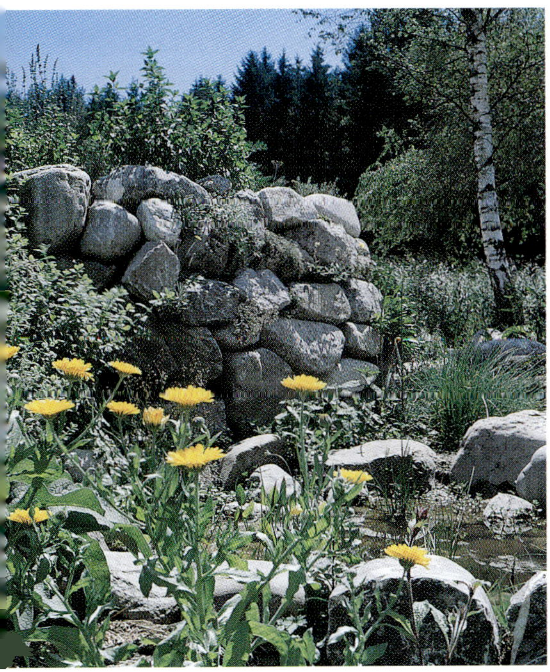

Die etwas andere Rabatte

Ansehnliche Findlinge und Baumstümpfe dekorieren den Waldsaum. Wie in der freien Landschaft wurde dieser Standort zu einem bevorzugtem Platz für zahlreiche schattenliebende Pflanzen. Dank homöopathischer Mittel zeigen dort Anemonen, Christrosen, Glockenblumen, Immergrün, Leberblümchen, Maiglöckchen, Roter Fingerhut, Seidelbast und viele andere Laubwaldbewohner üppiges Wachstum und satte Blütenfarben nahezu rund ums Jahr.

Tummelplatz für Schmetterlinge

Im 50 m^2 großen Schmetterlingsgarten bieten sich für Tier- und Pflanzenliebhaber unzählige Beobachtungsmöglichkeiten. Ob Steinwall oder Trockenmauer auf kleinstem Raum, Futterpflanzen für Schmetterlingsraupen oder Nektarquellen für Tag- und Nachtfalter: In diesem gartenarchitektonisch aufwändig gestalteten Teil des »Grünen Klassenzimmers« wimmelt es geradezu von Anregungen. Gerade hier wurde deutlich, dass durch eine Samentüte kein schmetterlingsge-

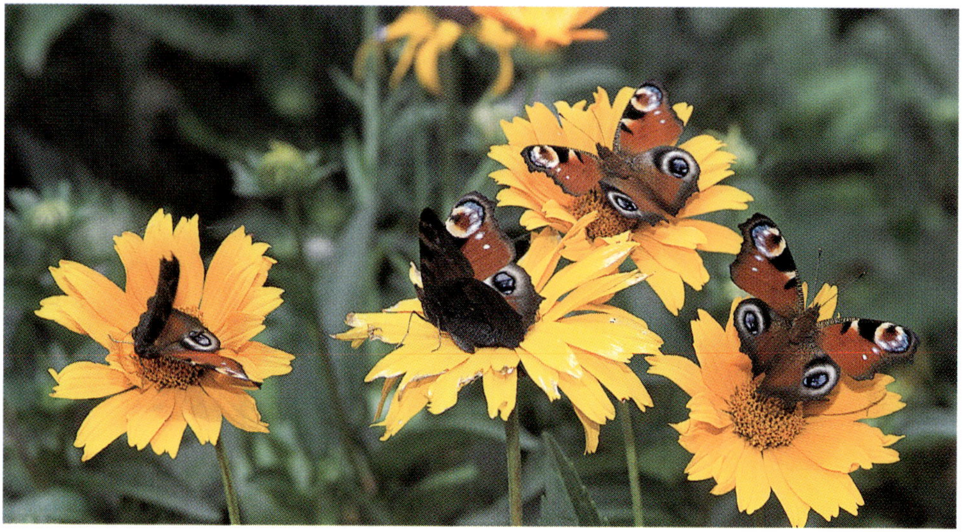

Im Themenbereich »Schmetterlingsgarten« der ParkOase wimmelt es geradezu von Faltern. Individuell zugeordnete Futter- bzw. Nektarpflanzen garantieren, homöopathisch gepflegt, einen optimalen Lebensraum.

rechtes Biotop entstehen kann. Es ist vielmehr das Gesamtkonzept des naturnahen Gartens, das Falter stärker anlockt und sie verweilen lässt. Das reichhaltige Nahrungsangebot für Schmetterlinge wurde durch Entfernen abgeblühter Pflanzenteile sowie wiederholtes Ausbringen von Biplantol®*vital* erzielt.

Heilpflanzen nach Dr. Alfred Vogel

Der Heilpflanzengarten zählt zu den »Highlights« der ParkOase. Kein geringerer als der unvergessene Schweizer Naturarzt, Ernährungsforscher und Pionier für Naturheilkunde, Dr. Alfred Vogel, hat sich hier ein weiteres Denkmal gesetzt. Drei Dutzend verschiedene Heilkräuter, in individuelle Lebensräume integriert, vermitteln eine eng an der Natur orientierte Lebens- und Heilweise. Größere Anpflanzungen wie beispielsweise von Alant, Baldrian, Johanniskraut, Mariendistel, Roter Sonnenhut, Salbei, Thymian, Wermut, Ysop und Zitronenmelisse zeugen von der unendlichen Vielfalt der »Apotheke der Natur«.

Durch den Einsatz homöopathischer Mittel wurde das Anwachsen der Heilkräuter beschleunigt und die Ausbildung ihrer Blätter und Blüten sehr positiv beeinflusst. Ihr eigentliches Qualitätsmerkmal ist, dass ihnen Schädlinge und Krankheiten weitgehendst fehlen. Andererseits besitzen sie ein volles Aroma sowie einen ausgeprägten Duft – Qualitäten, die nur durch den konsequenten Einsatz des homöopathischen Pflanzenstärkungsmittels erreicht werden konnten.

Homöopathie im Gemüsegarten

Dem Gärtnern mit der Homöopathie kommt im Gemüsegarten eine wichtige Rolle zu. Dank ihrer ausgewogenen Zusammensetzungen stabilisieren diese Mittel das durch zahlreiche, nicht kalkulierbare Störfaktoren bedingte System. Es ist deshalb sehr wichtig, mit der Anwendung von Aktivierungs- und Vitalisierungsmitteln bereits im Aussaatstadium zu beginnen. Man behandelt schon das Saatgut, gießt Samen und Setzlinge sachgerecht mit homöopathischen Hilfsmitteln an, besprüht die eingebrachten Pflanzen und bringt den Wirkstoff in die Erde. Denn letztlich gehört der größte Teil der Substanzen an die Wurzeln.

Gießwasser gehört an die Wurzeln

Bei zahlreichen Pflanzen wie Brokkoli, Gurken, Melonen, Paprika, Tomaten hat sich das folgende Verfahren bewährt: Entweder größere Blumentöpfe unmittelbar im Wurzelbereich in die Erde senken, in die dann bei Bedarf gegossen wird, oder Flaschen füllen und umgekehrt etwa 10 cm in die Erde drücken. Wird die Erde trocken, läuft automatisch das wohl temperierte Wasser aus der Flasche an die Wurzeln der Pflanzen.

Im Jahr 1997 begonnene Feldversuche mit homöopathischen Mitteln zur Bekämpfung von Kraut- und Braunfäule an Tomaten, Mehltau an Gurkengewächsen und Reben, Kräuselkrankheit an Pfirsichen sowie Gitterrost an Birnen brachten bei normalem Befallsdruck deutlich erkennbare positive Ergebnisse.

Homöopathie lässt sich auch bei Unterglaskultur einsetzen – hier im Kleingewächshaus. So wird ganzährig Ernte möglich.

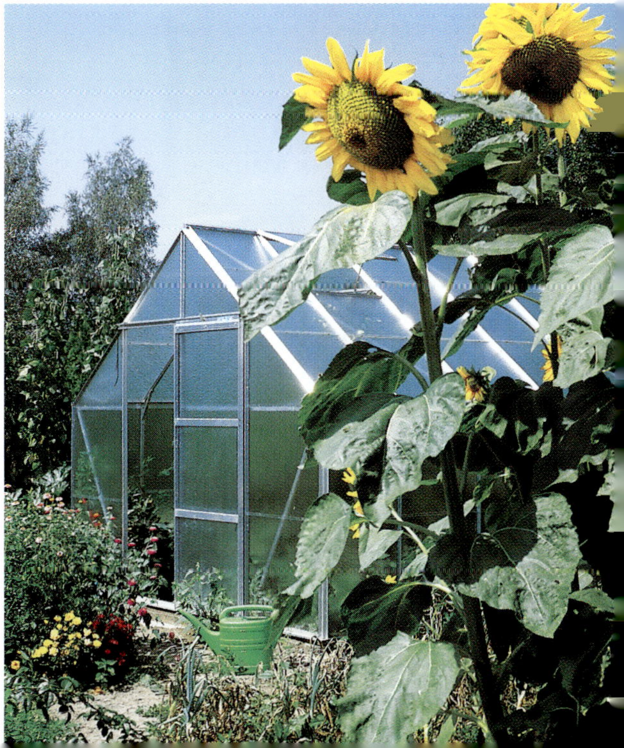

Wer nachfolgende Faktoren berücksichtigt, ist bereits von Anfang an auf der Erfolgsschiene:

- Bewährtes Saat- und Pflanzgut verwenden
- Aktive Bodenpflege durchführen,
- Organisch/mineralisch düngen
- Schonend lockern mit Grabgabel, Sauzahn o.a.
- Mulchen
- Die Sonnenwärme nutzen (Kleinklima)
- Störfaktoren (Wind) ausschalten
- Die gegenseitigen Pflanzeneinflüsse (Mischkultur) ausnutzen
- Zeitgerechtes Gießen und Düngen.

Gesundheit aus dem Garten

Selbstgezogenes Gemüse und Obst krönt die Freude rund um den eigenen Garten. Im besten Fall erzielt man einen größtmöglichen Nutzen auf geringstmöglicher Fläche bei höchstmöglicher Qualität in kürzester Zeit.

Eine entscheidende Rolle kommt den Faktoren aktiver Bodenpflege und zeitgerechtem Gießen und Düngen zu. Die schonende Bodenbearbeitung, dazu Mulchen, Gründüngung und, je nach Nährstoffbedarf, das Einbringen von organisch/mineralischem Dünger aktiviert das Bodenleben. Organische Substanzen bedeuten Nahrung für die unzähligen Mikroorganismen und natürlich für den Regenwurm, dem unersetzlichen Helfer in jedem Gartenboden.

Es gibt Stark-, Mittel- und Schwachzehrer unter den Gemüsepflanzen, Daraus ergehen sich individuelle Düngeempfehlungen. Für eine grundsätzliche Bestimmung des Düngerbedarfs empfiehlt sich eine Bodenanalyse.

Der Störfaktor Wind kann z. B. durch die Anpflanzung von wintergrünen Hecken oder durch die Errichtung von Zäunen und Mauern ausgeschaltet werden. Oft-

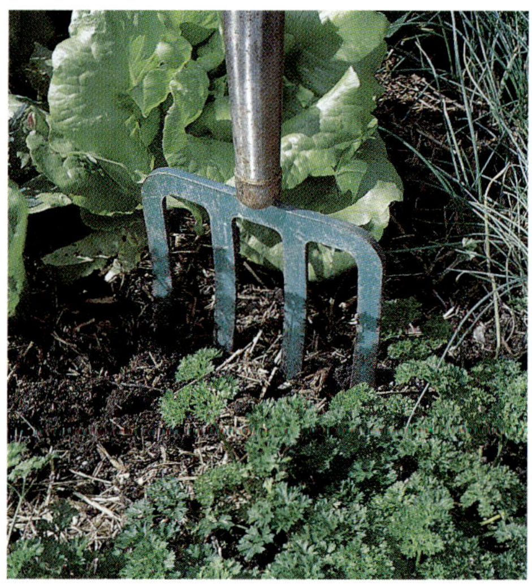

Schonende Bodenpflege ist die Garantie für Langzeiterfolge im Nutzgarten.

mals können Mindesterträge nur in Frühbeeten oder Kleingewächshäusern, also in windgeschützten Kulturmöglichkeiten, erzielt werden. Wasseradern und Bodenverwerfungen können weitere mögliche Störfaktoren für die Kultivierung von Pflanzen sein.

Warum nicht Mischkultur?

Ein weiterer wichtiger Faktor ist das Ausnutzen der gegenseitigen Pflanzeneinflüsse durch die Mischkultur. Dabei wird die unterschiedlich gute Verträglichkeit der einzelnen Gemüsearten untereinander beachtet. Es gibt Pflanzen, die sich gegenseitig fördern oder hemmen, und Pflanzen, die neutral sind. Hemmende Faktoren können Duftstoffe und Wurzelausscheidungen sein oder der Befall von Pflanzen mit Schädlingen und Krankheiten, der ebenfalls negative Auswirkungen auf benachbarte Pflanzen haben kann.

Zeitgerechtes Gießen und Düngen

Dies bedeutet, dass nur dann gewässert oder gedüngt werden sollte, wenn die Pflanzen Wasser und Nährstoffe benötigen. Auch die kosmischen Einflüsse, z. B. des Monds, sind in der Pflanzenpflege nicht unbedeutend.

Um Pilzbefall zu vermeiden, empfiehlt es sich, die Pflanzen im Frühjahr und im Herbst nur vormittags, im Sommer möglichst nach Sonnenuntergang zu gießen.

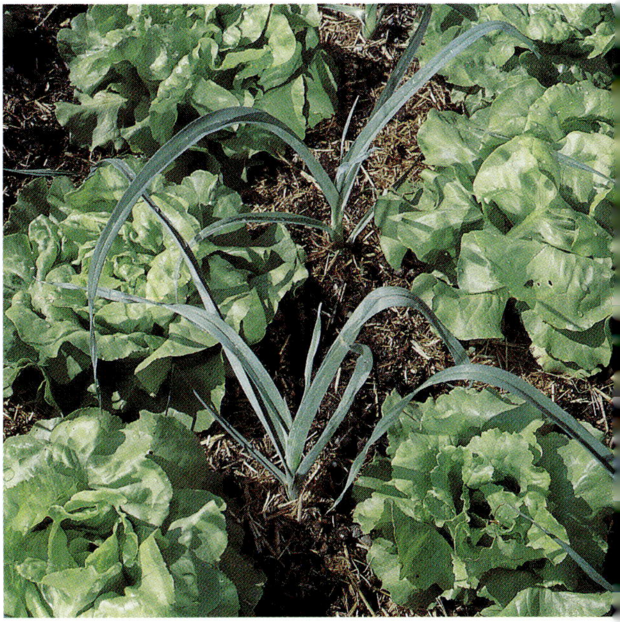

Kopfsalat und Lauch sind ein Beispiel für erfolgreiche Mischkultur, hier auf einem mit Schilfhäcksel gemulchten Gartenbeet.

Blütenpracht ohne Ende

Ein Garten ohne Blumen? – Eine Vorstellung, die abwegig scheint. Wer es versteht, aus der Vielzahl der Arten und Sorten eine geschickte Auswahl zu treffen, hat rund um das Jahr Freude am Blumengarten. Doch die Blütenpracht kommt nicht von selbst. Die an anderer Stelle genannten Punkte spielen auch im Ziergarten eine wichtige Rolle und können ohne Einschränkungen übertragen werden.

Mehr Freude an Bonsai

Die mit Hilfe einer besonderen Kulturform gezogenen Zwergbäume können nur durch individuelle Pflegemaßnahmen langfristig erfolgreich gehalten werden. Kleine Pflanzgefäße und ein nährstoffarmes Substrat sind die Garantie für den kleinen Wuchs. Trotzdem: Ohne individuelle Zuführung von Nährstoffen treten Mangelerscheinungen auf, die nicht selten den Verlust der Pflanzen bedeuten.

TIPP

Um Mangelerscheinungen vorzubeugen, Bonsai von März bis Juni abwechselnd alle 14 Tage mit Biplantol® *Guano* gießen bzw. übersprühen.

Kakteen und andere Sukkulenten

Oft beginnt die Liebe zu diesen Pflanzen mit einem Ableger. Auch den verlockenden Angeboten der Gärtnereien, von Blumengeschäften und Gartencentern kann man nicht immer widerstehen. So reiht sich bald Topf an Topf. Leider wird man aber häufig feststellen müssen, dass sich nicht jede Pflanze an ihrem Standort wohlfühlt. Während einige die liebevolle Pflege mit schnellem Wachstum und reicher Blüte belohnen, vegetieren andere dahin. Hier wird deutlich, dass es fast unmöglich ist, die Vielfalt der Ansprüche auf kleinstem Raum zu vereinen. Mit individuellen Pflegemöglichkeiten wie pflanzengerechten Standorten in der Wohnung, einem Sommerplatz im Freien, Unterbringung im Blumenfenster, Kleingewächshaus oder Wintergarten kommt man den Bedürfnissen der Pflanzen näher.

Weitere positive Einflüsse üben Substrat, Wasserqualität und Düngung aus. Als Schlüssel zum Erfolg jedoch gilt der homöopathische Wirkstoff Biplantol®. Nach mehrjährigem Einsatz in meiner umfangreichen Sammlung von Kakteen

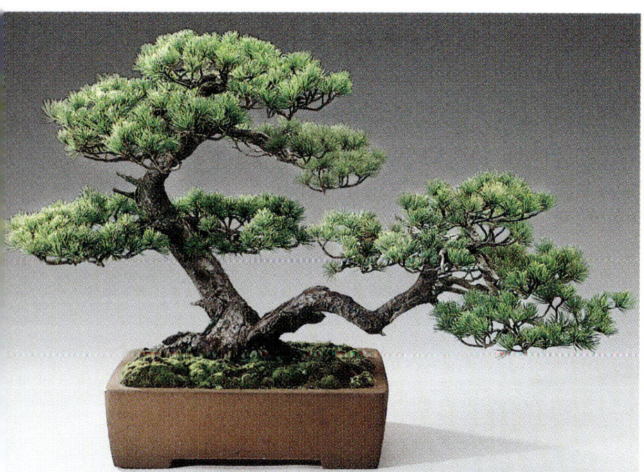

Äußerst sensibel reagieren Bonsai auf Pflegefehler. Homöopathische Pflanzenstärkungsmittel eröffnen hier völlig neue Dimensionen.

und anderen Sukkulenten zeichnen sich folgende Vorteile ab: Auffallend positiv wirken sich homöopathische Wirkstoffe auf epiphytisch wachsende Kakteen wie *Epiphyllum, Hatiora, Lepismium, Rhipsalis, Schlumbergera* und *Selenicereus* aus. Bereits nach dreimonatiger Anwendung zeigen sich durch die beschleunigte Entwicklung des Wurzelgeflechts regelrechte Wachstumsschübe.

Bei den anderen Sukkulenten wurden etwa 400 Arten von 20 Gattungen in ein Versuchsprogramm aufgenommen. Die Aussaat empfindlicher Arten sowie Stecklingsvermehrung von Arten der Gattungen *Adenium, Aloe, Conophytum, Crassula, Euphorbia, Lithops, Orbea* und *Stapelia* standen im Vordergrund.

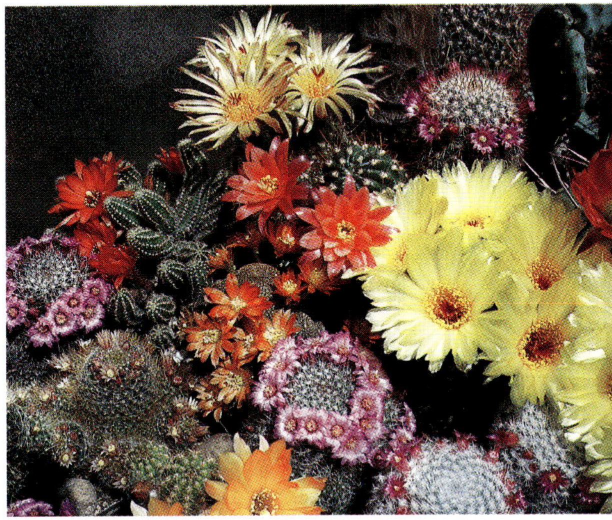

Ungeahnte Wachstums- und Blüherfolge brachte der Einsatz von homöopathischen Mitteln bei Kakteen.

Mit Homöopathie erreichen Sie

- Bessere Keimergebnisse
- Schnellere Bewurzelung von Stecklingen
- Kaum Ausfälle beim Pikieren
- Schnelleres und dabei gesünderes Wachstum
- Frühere und reichere Blüte
- Problemlosere Angewöhnung an neue Standorte
- Erhöhte Resistenz gegenüber Schädlingen und Krankheiten.

Vielseitige Anwendbarkeit

Man behandelt damit Samen, überbraust oder besprüht Sämlinge und Stecklinge, taucht, gießt umgepflanzte und eingewachsene Pflanzen. Eine Weltneuheit ist die Kombination mit wertvollem Naturdünger (Guano), welches die Wuchs- und Blühfreudigkeit gerade dieser Pflanzen ungemein erhöht. Mit ihm lässt sich einesteils der Bedarf nach sofort verfügbaren Nährstoffen erfüllen, andernteils kommt man den Ansprüchen dieser Pflanzen nahe, deren Nahrungsbedarf vorwiegend mit durch Niederschläge ausgewaschenen Vogelexkrementen gedeckt wird.

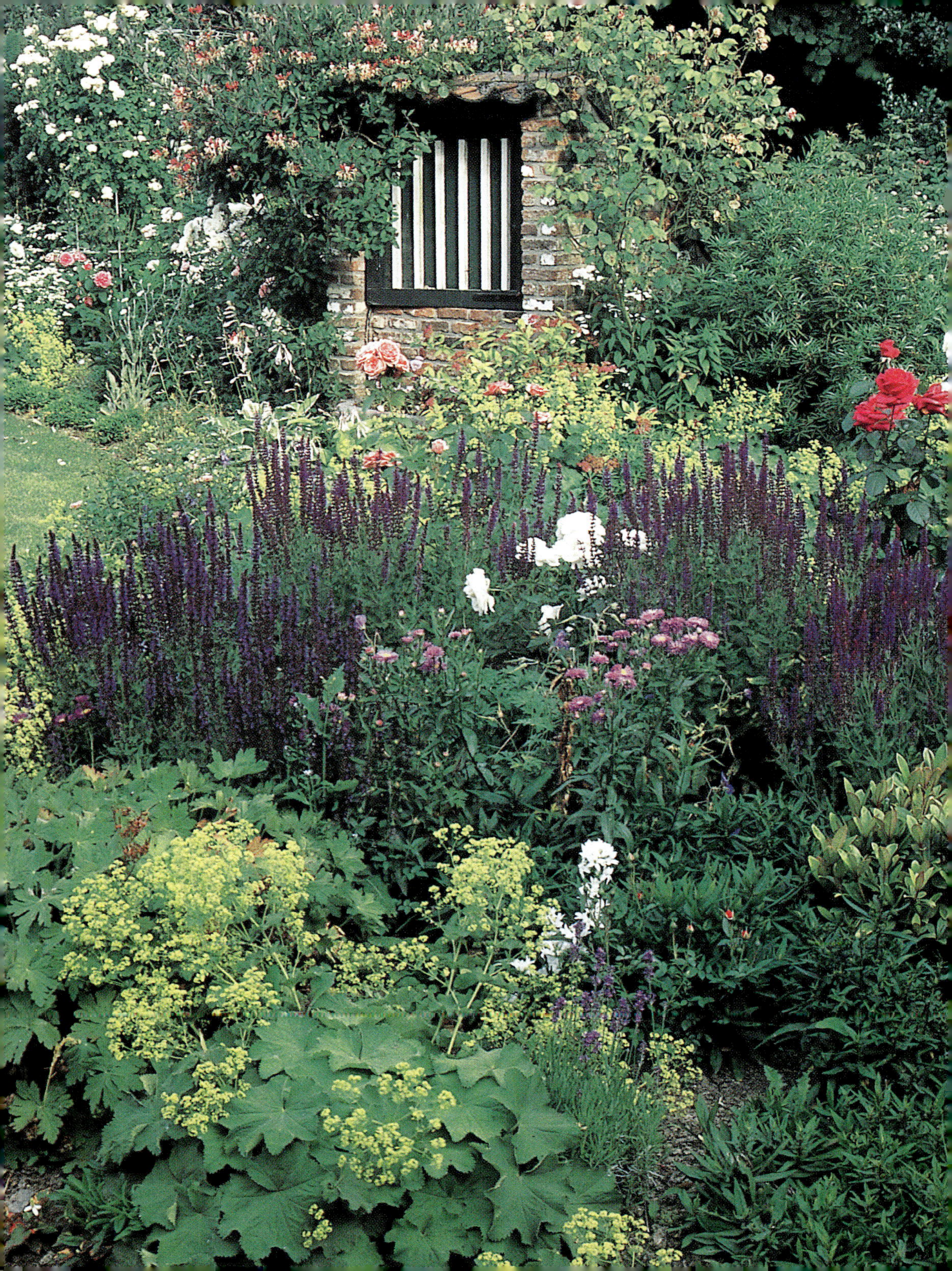

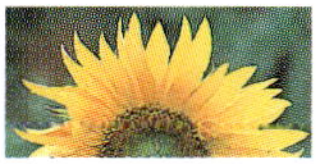

Homöopathie für Rosen

Lioba Riedel-Laule

Die spätere Entwicklung einer Rose wird durch die **Qualität der Jungpflanze** geprägt. Ist diese mangelhaft, kann die Rose zwar durch den Einsatz homöopathischer Mittel »hochgepflegt« werden, doch bedeutet dies, dass man mindestens ein Jahr lang während der Vegetationsperiode alle 14 Tage mit den genannten Mitteln gießen muss.

Die Heimat der in unserem Betrieb verwendeten Jungrosen ist England und Frankreich (Vendee). Der Golfstrom sorgt dafür, dass kalte Winter, wie in Mitteleuropa, entfallen. Darüber hinaus regnet es häufig genug, um Wassermangel auszuschließen. Der vom Meer kommende Wind verhindert zudem übermäßige Feuchtigkeit.

Wir sind bemüht, Rosen, wie sie »im Buche« stehen zu züchten. Im Falle alter, historischer Rosen trifft dies wörtlich zu, denn Wuchshöhe, Blühverhalten, Blütenfarbe und -form verschiedener Rosenarten wurden bereits zu Zeiten der Kaiserin Joséphine von Frankreich vom Botaniker Thory genau definiert. Zu jener Zeit waren Rosen groß in Mode – durch ihre Seltenheit und ihren Wert allerdings überwiegend Kirche und Monarchie vorbehalten.

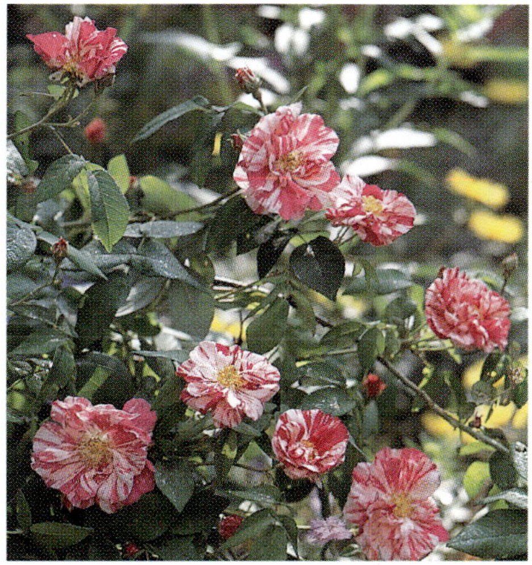

Viele einmal blühende, historische Sorten wie die hier gezeigte »Rosa Mundi« sind von Natur aus sehr krankheitsresistent.

Für eine gute Qualität der Rosen sorgen bei der Kultivierung

- Die Güte der »Unterlage«, das ist die Wurzel, auf welche die Edelreiser veredelt (okuliert) wurden
- Die Veredelung selbst
- Die Stärke und Sortenechtheit der Edelreiser
- Der Pflanzenabstand
- Der Standort der Jungpflanzen.

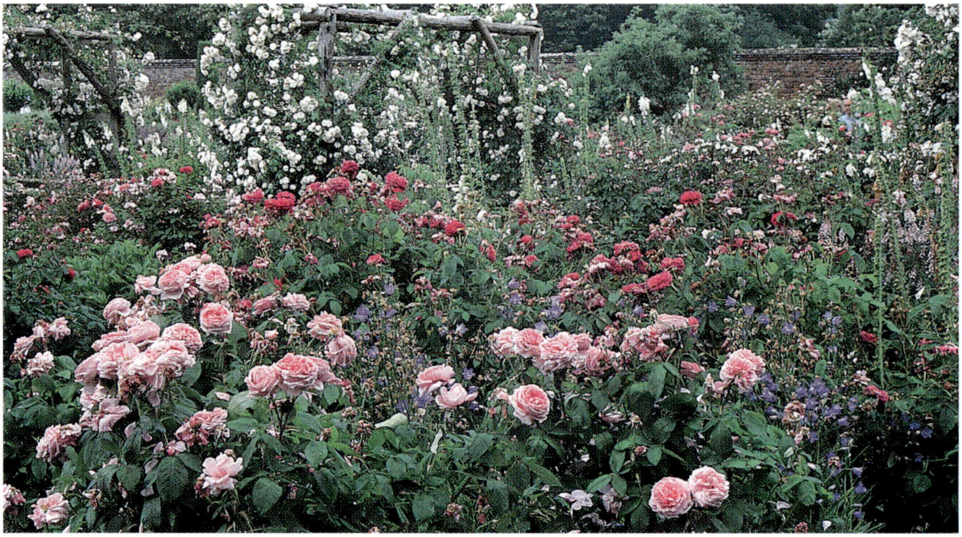

In diesem Rosengarten wurden Rosen und Stauden miteinander kombiniert. Dies beugt der Monokultur mit all ihren Nachteilen vor. Wichtig ist, dass die Rosen nicht von Stauden überwuchert werden.

Kunstdünger, wie wir ihn heute kennen, gab es damals noch nicht. Nur sehr erfahrene Gärtner durften die Rosen pflegen und düngten beispielsweise mit kompostiertem Mist, außerdem mit Horn- und Blutmehl sowie Algen und tierischem Fett. Durch den Brand von Holz und Kohle war genügend Schwefel in der Luft, er sorgte dafür, dass die Rosen damals gegenüber Pilzkrankheiten weit weniger anfällig waren als sie dies heute sind.

Nun erleben wir eine Renaissance dieser Rosen. Die Zeiten haben sich geändert, und fast jeder kann sich Rosen leisten. Allerdings ist nicht jeder Rosenliebhaber gleichzeitig ein Rosenkenner, und nicht jede Gärtnerei berät ihre Kunden immer richtig.

Der richtige Standort und gute Pflege

Häufig wird der Standort von Rosen falsch ausgewählt: Plätze, an denen während der letzten sechs Jahre andere Rosen standen, werden von den neuen Rosen schlecht angenommen **(»Bodenmüdigkeit«).** Hier muss der Boden großflächig ausgetauscht werden, denn die

Erde an solchen Standorten ist völlig ausgelaugt und enthält zudem Nematoden (Fadenwürmer) und Pilzgeflechte – auch wenn diese eine etablierte, gesunde, richtig gepflegte Rose keineswegs gefährden.

Durch einen schattigen Standort bleiben Triebe und Blätter zu lange nass, die Anfälligkeit für Pilzerkrankungen ist groß. Dasselbe gilt für einen völlig windgeschützten Platz sowie für die Nähe eingewachsener Rosen oder großer Sträucher und Bäume. Hier sollte ein Sicherheitsabstand von mindestens einem Meter zu den Triebenden der Nachbarpflanzen eingehalten werden.

Bei den oben beschriebenen Standortproblemen kann im Ernstfall nur ein Standortwechsel oder bei zu enger Pflanzung ein Auslichten der Rosen helfen. Nachdem das Problem erkannt worden ist, sollte dies möglichst im kommenden Spätjahr erfolgen, bevor die Rose in ihre Winterruhe eintreten (Ende Oktober/Anfang November).

Vor dem Einpflanzen an ihren neuen Standort werden die Triebe der Rose um ein Drittel gekürzt, alle schwachen Triebe werden ausgeschnitten. Bei Kletterrosen lassen wir noch eine Trieblänge von etwa einem Meter. Die Wurzeln werden gekürzt, der Wurzelballen sollte in eine runde Form gebracht werden. Die dicksten Wurzeln sind die Hauptwurzeln der Rosen. Diese sollten noch um einige Zentimeter mehr als alle übrigen gekürzt werden. Nach der Pflanzung wird mit einer 0,1%igen homöopathischen Lösung gewässert.

Bereits geschädigte Pflanzen sind anschließend gut gegen Winterfröste zu schützen. Dies wird durch vorschriftsmäßige Pflanzung (die Veredelungsstelle sollte sich eine Handbreit in der Erde befinden) und Anhäufeln mit Erde, Kompost, Blättern und Tannenreis erreicht. Ein zusätzliches Abdecken mit Stroh- und Schilfmatten gibt weiteren Schutz.

Im folgenden Jahr sollte während der Vegetationsperiode alle zwei Wochen mit einer 0,1%igen homöopathischen Lösung gegossen werden. Dies regt die Ausbildung neuer, gesunder Saugwurzeln an. Die Rosen erholen sich zusehends.

Vor drei Jahren, so erzählte uns eine Kundin, hatte bei ihr ein renommierter Gartenbaubetrieb ein Rosenbeet angelegt, in welchem nur einige der am Rand gepflanzten Rosen gediehen, der Rest dagegen verkümmerte, kaum blühte und bereits Anfang August keine Blätter mehr trug. Auf die Frage, wie groß der Abstand zwischen den einzelnen Pflanzen sei, antwortete sie, es sei gar kein Abstand zu erkennen. Tatsächlich waren es nur ca. 10–15 cm von Pflanze zu Pflanze. Wir empfahlen unserer Kundin, vor dem Frost die Rosen auszulichten, damit zwischen den einzelnen Pflanzen ein Abstand von etwa 35 cm entstünde. Dass die Wurzeln der verbleibenden Rosen dabei teilweise gekappt wurden, war unumgänglich. Im folgenden Frühjahr und während der gesamten Vegetationsperiode wurde alle 14 Tage mit einer 0,1%igen homöopathischen Lösung gegossen. Die so gepflegten Rosen entwickelten sich ausgezeichnet und überstanden den harten Winter hervorragend. Rosen in einem anderen Beet, die nicht zu den Problem-Rosen zählten und nicht mit homöopathischen Mitteln behandelt worden waren, erfroren.

Probleme durch zu engen Pflanzabstand bei der Neupflanzung

- Werden Rosen zu dicht gepflanzt (bei kleinwüchsigen Rosen bis 60 cm Höhe ist ein Abstand von 35 cm akzeptabel), wird die Nahrungskonkurrenz zu groß.
- Bei engem Stand kann gar nicht genügend gedüngt werden, um die Nahrungsbedürfnisse der einzelnen Rosen zu befriedigen.
- Zudem geraten die Rosen in eine Art »Stress«, wie dies auch bei einer Überpopulation von Tieren sowie bei Monokulturen der Fall ist.

Rosenkrankheiten durch Nährstoffmangel

So zäh die Rose als Gehölz ist, so sehr ist sie auch ein Gourmet. Sie entzieht ihrem Standort in kurzer Zeit alle Mineralstoffe und Spurenelemente.

Die in homöopathischen Mitteln enthaltenen Elemente decken den gesamten Nährstoffbedarf von Rosen durch Aktivierung vorhandener Nährstoffe ab. Bei

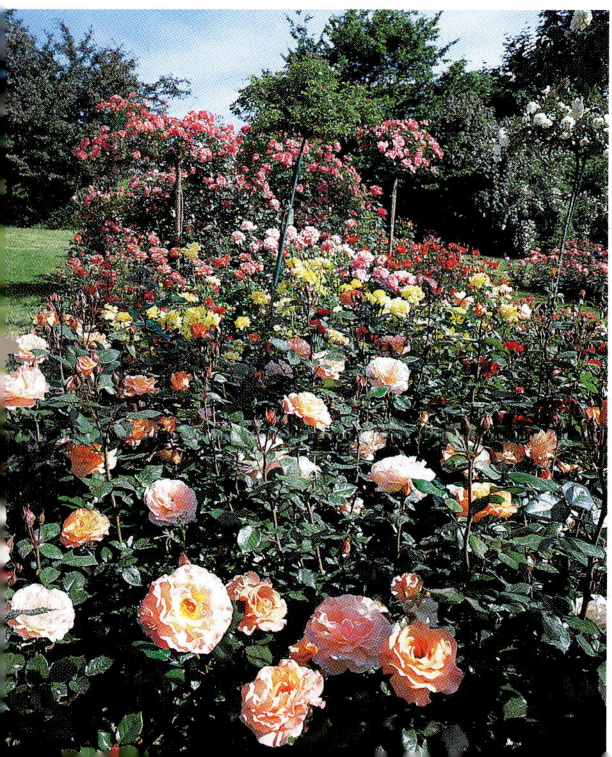

Die Rose bestimmt den Pflege-Intervall: Immer nach der Blüte erhält sie Rückschnitt und Nahrung.

Folgende Symptome sind deutliche Hinweise auf Nährstoffmängel*

- Die Ränder der Blätter verfärben sich dunkel: Kaliummangel.
- Junge Blätter sind hellgrün, manchmal bilden sich rote Flecken. Diese Blätter fallen frühzeitig ab, die Triebe sind dünn und schwach: Stickstoffmangel.
- Junge Blätter sind klein und dunkelgrün, auf der Unterseite bilden sich kleine, dunkelrote Punkte. Sie fallen frühzeitig ab, die Triebe sind schwach: Phosphormangel.
- Das Blattzentrum ist hell verfärbt, in der Nähe des Blattskeletts gibt es bereits abgestorbene Bereiche. Ältere Blätter sind am meisten geschädigt und fallen frühzeitig ab: Magnesiummangel.
- Die Blätter zeigen große, gelbe Bereiche, junge Blätter sind am meisten geschädigt und fast vollständig gelb: Eisenmangel.
- Gelbe »Bänder« zwischen den Blattadern. Am meisten betroffen sind die ältesten Blätter: Magnesiummangel.

* Quelle: »The Rose Expert«. Dr. D.G. Hessayon

uns im Betrieb ist beobachtet worden, dass die oben genannten Mangelerscheinungen bei Anwendung der Mittel in der von uns bevorzugten Dosierung nicht in Erscheinung traten. Zur Gesunderhaltung und Pflege von Rosen bedeutet dies: Mit einer 0,1%igen Lösung während der Vegetationsperiode im vierwöchigen Abstand gießen.

Zeigt eine Rose die zuvor (siehe Kasten links) beschriebenen Symptome, ist dies gleichzeitig ein sicheres Indiz dafür, dass sie bereits geschwächt ist. Dann kann sie durch folgende Situationen gefährdet werden, die sie als gesunde Pflanze ohne weiteres überstehen würde:

- Kurzzeitige Staunässe
- Kurzzeitige Wurzeltrockenheit
- Windbruch, vor allem bei Rank- und Kletterrosen
- Verletzung der Rinde
- Zu harter Rückschnitt im Frühjahr
- Lang anhaltender Frost im Winter
- Spätfrost im Frühjahr, wenn der Neuaustrieb bereits begonnen hat.

Rosenschädlinge

Rosenwurzeln bieten Nematoden und Pilzgeflechten reichlich Nahrung. Ist die Rose gesund, können ihr diese Schmarotzer wenig anhaben. Ist sie durch falsche oder fehlende Pflege geschwächt, werden ihr die Nematoden, die sich an ihren neu gebildeten Saugwurzeln laben, zusätzliche Lebenskraft rauben. Treten dann noch einige der oben be-

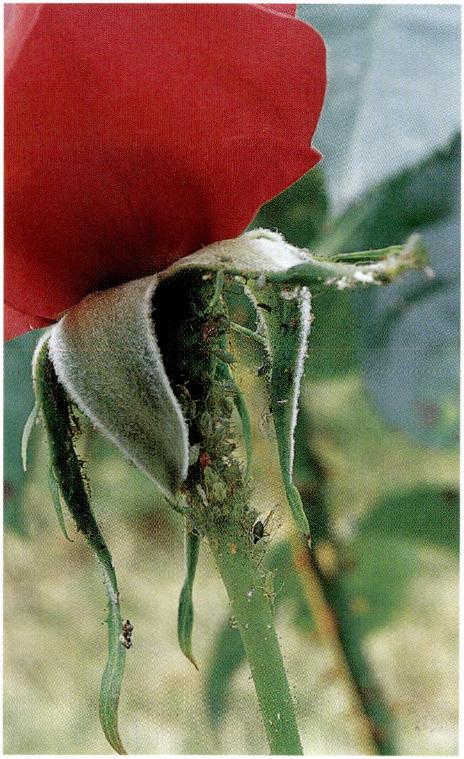

Streichen Sie mit den Fingerspitzen leicht von unten nach oben die Läuse ab. Dies reduziert auch den Neubefall.

schriebenen Probleme auf, wird sie schwer geschädigt oder stirbt ab.

Saugende und fressende Insekten wie Blattläuse, Rosenzikaden und Raupen können zum Verlust von Knospen, Blättern und ganzen Trieben führen. Die in Pflanzenstärkungsmitteln enthaltenen Elemente (Phosphor, Kalium, Magnesium und andere) geben der Rose Kraft, mit ihren Schmarotzern leben zu können. Der Einsatz von Insektiziden entfällt.

Kunstdünger oder homöopathische Mittel?

Kunstdünger haben auf Rosen, vor allem auf die erwähnten alten und historischen Sorten, eine negative Wirkung: Die Triebe schießen ins Kraut, es werden reichlich Knospen angesetzt. Dieses ungestüme Wachstum mag im ersten Moment den Eindruck vermitteln, dass die Rose gesund ist. Allerdings trügt der Schein: Die Triebe werden schwammig, die Anfälligkeit für Krankheiten steigt, die Winterhärte sinkt. Einige in Kunstdüngern enthaltene Stoffe werden im Boden nicht abgebaut, akkumulieren sich über die Jahre und verändern den pH-Wert (Säuregrad), der bei Rosen um 6 bis 7 liegen sollte.

TIPP

Mit Kunstdüngern gedüngte Rosen zeigen mit der Zeit ihre ersten Krankheitssymptome. Dann wird es höchste Zeit, den Boden mit Naturprodukten zu verbessern und die Rosen mit homöopathischen Mitteln zu pflegen.

Die Einzigartigkeit dieser Substanzen zeigt sich in Härtefällen, insbesondere bei Pflanzen- und Bodenvergiftungen durch Unkrautvernichtungsmittel. Ich bin immer wieder erstaunt, wie unbesorgt selbst Berufsgärtner mit Unkrautvernichtern umgehen. Vor allem in Gärten, die der Öffentlichkeit zugänglich sind, wie Parkanlagen und Schlossgärten, werden die Wege zwischen den Rosenbeeten mit solchen Chemikalien begossen. Das ist zwar gut für die Optik – und vor allem weniger anstrengend als das mühsame Entfernen von Unkraut und Gras. Die am Rand gepflanzten Rosen kümmern jedoch und sterben langsam ab, auch wenn sie richtig gedüngt werden.

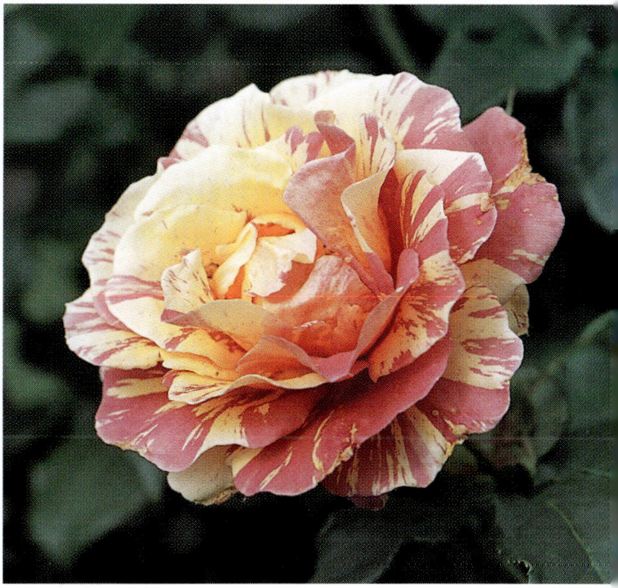

Rosen wie die hier gezeigte Maler-Rose 'Claude Monet®' danken richtige Pflege mit Gesundheit und üppiger Blüte.

Solange eine Rose noch geringe Lebenszeichen zeigt, kann man ihr mit Homöopathie helfen. Das spricht für diese Mittel, denn Chemikalien, einschließlich Kunstdunger, werden im Boden nur sehr langsam abgebaut, befinden sich zum Zeitpunkt der Behandlung noch im Boden und verlangsamen zunächst die Wirkung der homöopathischen Substanzen.

Bei schwerer Schädigung der Rosen müssen homöopathische Mittel in zweiwöchigem Intervall während der gesamten Vegetationsperiode gegossen werden und in den darauffolgenden Jahren alle vier Wochen. Bei wertvollen, bereits einige Jahrzehnte alten Rosen lohnt sich dieser Aufwand.

Die Buchautorin Klara Buhl berichtete, wie sie aus einer normalen, kaum duftenden roten Treibhausrose einen Rosenstrauch gezüchtet hat, der in der Saison alle sechs Wochen intensiv duftende Blüten bringt: Der Stiel der Rosen wird in den Boden gesteckt, wobei darauf geachtet werden muss, dass wenigstens zwei Augen im Boden sind und einige aus dem Boden herausragen. Angegossen wird mit einer 0,1%igen Verdünnung homöopathischer Mittel; dies wiederholt man anschließend alle 14 Tage. So wird das Wurzelwachstum aktiviert.

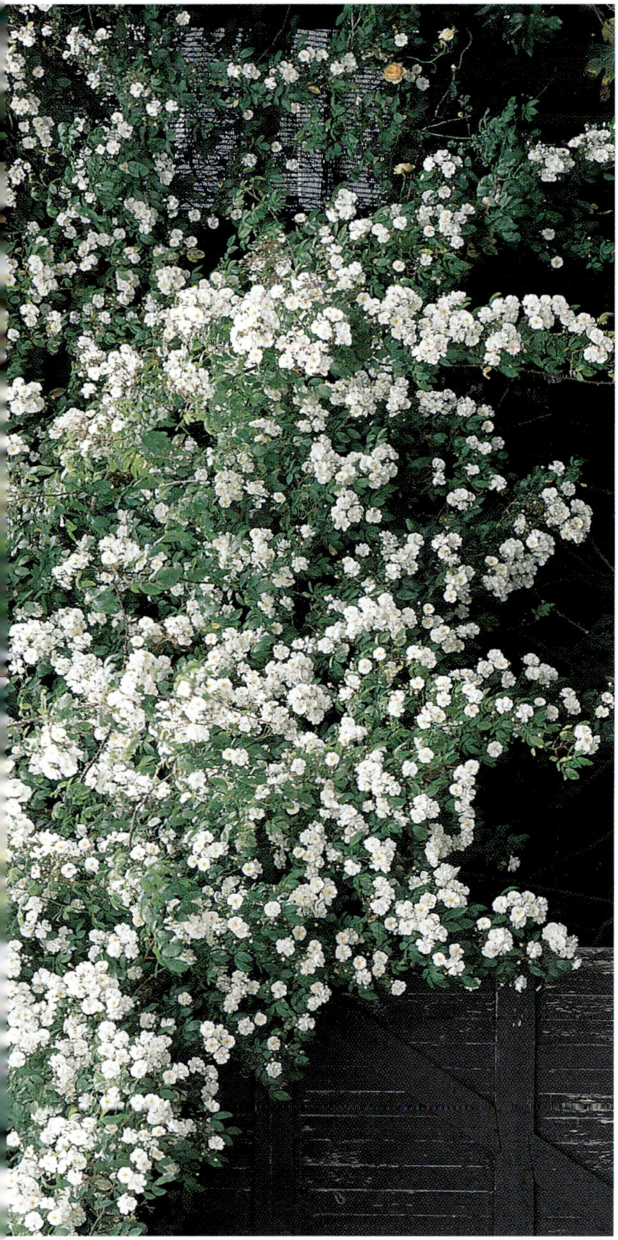

Mit Homöopathie gegen Rosenmüdigkeit
Die viel zitierte und gefürchtete Bodenmüdigkeit bei Rosen die eine Pflanze nach einer gewissen Zeit einfach absterben lässt, rührt nach unseren Erfahrungen daher, dass sie an ihrem Standort schlichtweg verkommen und verhungern. Die in Pflanzenvitalisierungsmitteln enthaltenen homöopathisch dynamisierten Elemente geben der Erde all das zurück, was ihr die Pflanze entzog. Im Gegenzug und mit organisch-mineralischem Dünger gepflegt, kann sich die Rose rasch wieder erholen.

Erfahrungen mit Rankrosen

In unserem Schaugarten befinden sich diverse alte Rosensorten, unter ihnen auch die sehr mächtig wachsende Rankrose 'Bobby James' mit Trieblängen bis zu 8 m. Gegen Ende der Blühperiode trat in den ersten Jahren nach der Pflanzung ein eigenartiges Phänomen bei diesem Rosengewächs auf, welches wir uns nicht erklären konnten.

Auch sehr Erfahrene wussten hier keinen Rat: Noch in der vollen Blüte verwelkten die einzelnen Blüten, ganze Blü-

So reichlich blühen Rankrosen wie diese 'Bobby James', wenn sie beim Austrieb und beim Ansetzen von Knospen gedüngt werden.

ten-Dolden hingen schlapp herunter, an den Triebspitzen nicht blühender Zweige verfärbten sich die Blätter gelb, und einige Triebe starben etwa einen halben Meter von oben ab. Die Rankrose setzte anschließend auch keine Hagebutten mehr an.

Wir fragten uns, ob das an dem reichlich sandigen Boden der Rheinebene liegen könne, auf denen früher Spargel angebaut wurde. Dort werden vorhandene Nährstoffe schnell ausgeschwemmt – das Wasser läuft regelrecht durch – und die Erde trocknet ebenso schnell aus.

Nachdem wir auf homöopathische Mittel aufmerksam geworden waren, probierten wir die Wirkung dieser Substanzen bei der Rankrose aus. Beim Austrieb, beim Ansetzen der Knospen und während der Blüte wässerten wir die Rankrose mit einer 0,1%igen Lösung

TIPP

Warum bei Rosen, die mit homöopathischen Mitteln gepflegt worden sind, der Duft kräftiger, die Blätter und Blüten größer, die Farben intensiver werden, liegt sehr wahrscheinlich daran, dass ein gesundes Wurzelwachstum angeregt wird. Hierdurch können die Nährstoffe optimal aufgenommen werden.

Wenn Rosen wie die hier abgebildete ‘Paul Cézanne’ dicht an dicht mit Stauden stehen, ist es optimal, wenn organisch-mineralischer Flüssigdünger zusammen mit einem homöopathischen Mittel eingesetzt werden.

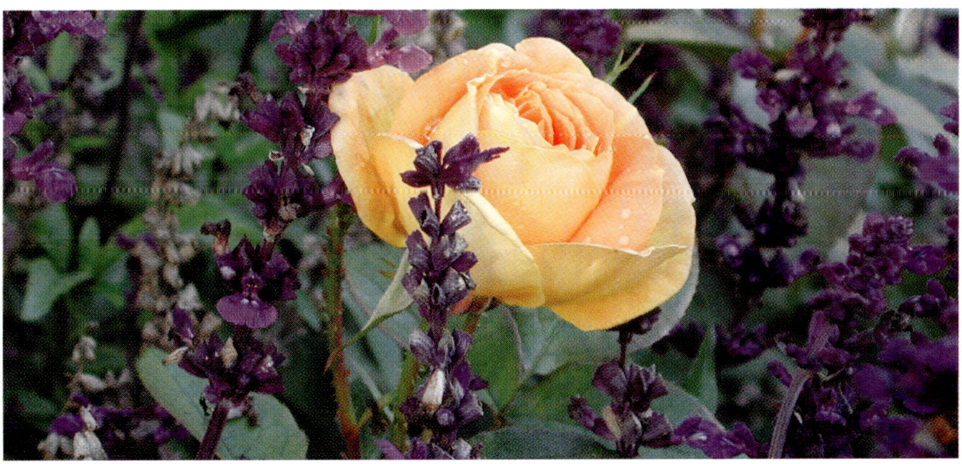

reichlich und gründlich. Um möglichst viele Wurzeln zu erreichen, wurden pro Anwendung 10 Liter der Lösung gegossen. Der Erfolg blieb nicht aus: Die Rose behielt Blüten und Triebe, setzte erstmals Hagebutten an und überstand den folgenden Winter ohne den geringsten Schaden zu nehmen.

Dies beweist, dass die Rankrose zuvor während der Blühphase mit Nährstoffen unterversorgt war. Begünstigt durch den lockeren Sandboden wurden diese schneller ausgeschwemmt als bei lehmigeren Böden. Zusammenfassend empfehlen wir, homöopathische Mittel für Rosen wie folgt anzuwenden – wobei nicht von oben gegossen, sondern ohne Brausekopf am Fuß der Rose eingeschlämmt werden sollte.

Stärkungsmittel zur Vorbeugung gegen Pilzkrankheiten

Die Widerstandskraft der Rosen gegen Pilzkrankheiten wird durch homöopathische Mittel erhöht. Dies bedeutet jedoch nicht, dass Rosen durch die Behandlung resistent gegen Pilzbefall werden.

Der Lebenszyklus von Sporen (wie beispielsweise Sternrußtau und Rosenrost) verläuft in etwa wie folgt: Die befallenen Blätter sterben ab und fallen auf die Erde. Die Sporen gelangen in das Erdreich und überwintern dort. Durch spritzenden Regen und Bewässerungswasser kommen sie im Frühjahr erneut mit Blättern und mit Trieben in Kontakt. Sie überziehen diese mit einem Geflecht (ähnlich einem Spinnennetz), entziehen

Die Wirkung homöopathischer Mittel bei Rosen

Bei gesunden Rosen

- Stärkung der Widerstandskraft gegen Krankheiten und Schädlingsbefall
- Erhöhung der Winterhärte
- Allgemeine Kräftigung (siehe Rankrose)
- Anregung von weiterer gesunder Wurzelbildung

Anwendung: Während der Vegetationsperiode alle vier Wochen mit der 0,1%igen Lösung gießen.

Bei geschädigten, kranken Rosen

- Neubildung von gesunden Wurzeln
- Erhöhung der Widerstandskraft
- Allgemeine Stärkung.

Anwendung: Während der Vegetationsperiode alle zwei Wochen lang mit der 0,1%igen Lösung gießen.

Homöopathie gegen Pilzkrankheiten

- Das homöopathische Mittel Biplantol®*rosen* wurde speziell zur Verminderung der Anfälligkeit von Rosen für Pilzerkrankungen entwickelt.
- Dieses dynamisierte Mittel wurde ein Jahr lang bei unseren Rosen getestet.
- Nach unseren Erfahrungen bleiben selbst Rosen, die in den vergangenen Jahren regelmäßig unter Pilzerkrankungen litten, bis auf wenige Ausnahmen, gesund oder der Befall ging deutlich zurück.

ihnen Nährstoffe und bilden neue Sporen. Das Blatt fällt ab und der Zyklus beginnt von vorn.

Andere Pilzsporen, wie die des **Mehltaus,** fliegen mit dem Wind, lassen sich auf feuchten Teilen der Rosen nieder und vermehren sich anschließend. Sie überziehen Knospen, Blätter und Triebe mit einem weißlichen Belag.

Rosenrost und Sternrußtau schädigen Rosen beträchtlich, denn abfallende Blätter vermindern die Fähigkeit zur Photosynthese. Nur durch Photosynthese kann die Rose aber weitere Knospen austreiben und gesund bleiben. Mehltau schädigt Rosen nicht ganz so extrem wie Rosenrost oder Sternrußtau, beeinträchtigt jedoch die Schönheit des Rosenstrauches.

So geht man in der Praxis vor

Wichtig ist, dass durch Pilzerkrankungen abgefallene Blätter aufgelesen und in der Rest-Mülltonne entsorgt werden, besser noch abgezupft werden, bevor sie auf den Boden fallen. Die Anwendung des homöopathischen Mittels sollte während der gesamten Vegetationsperiode (d.h. beginnend mit der Ausbildung der ersten Knospen im zeitigen Frühjahr bis Anfang Oktober) in zwei- bis vierwöchigem Abstand erfolgen. Bei sehr pilzanfälligen Rosen sollte diese Behandlung alle zwei Wochen, bei weniger anfälligen Sorten alle vier Wochen durchgeführt werden. Das Mittel wird am besten mit einer Spritze mit feiner Düse aufgebracht, da jeder Teil der Rose, einschließlich der Rückseiten der Blätter, mit der Lösung benetzt werden sollte.

Rosen signalisieren auch, wenn sie überhaupt nicht oder falsch gepflegt werden oder ihnen der Standort nicht gefällt.

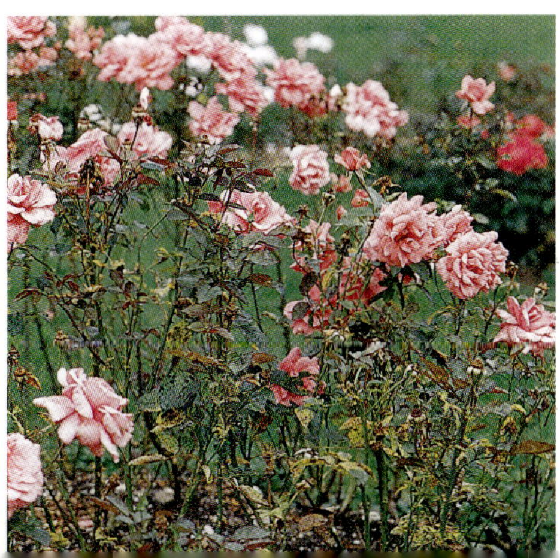

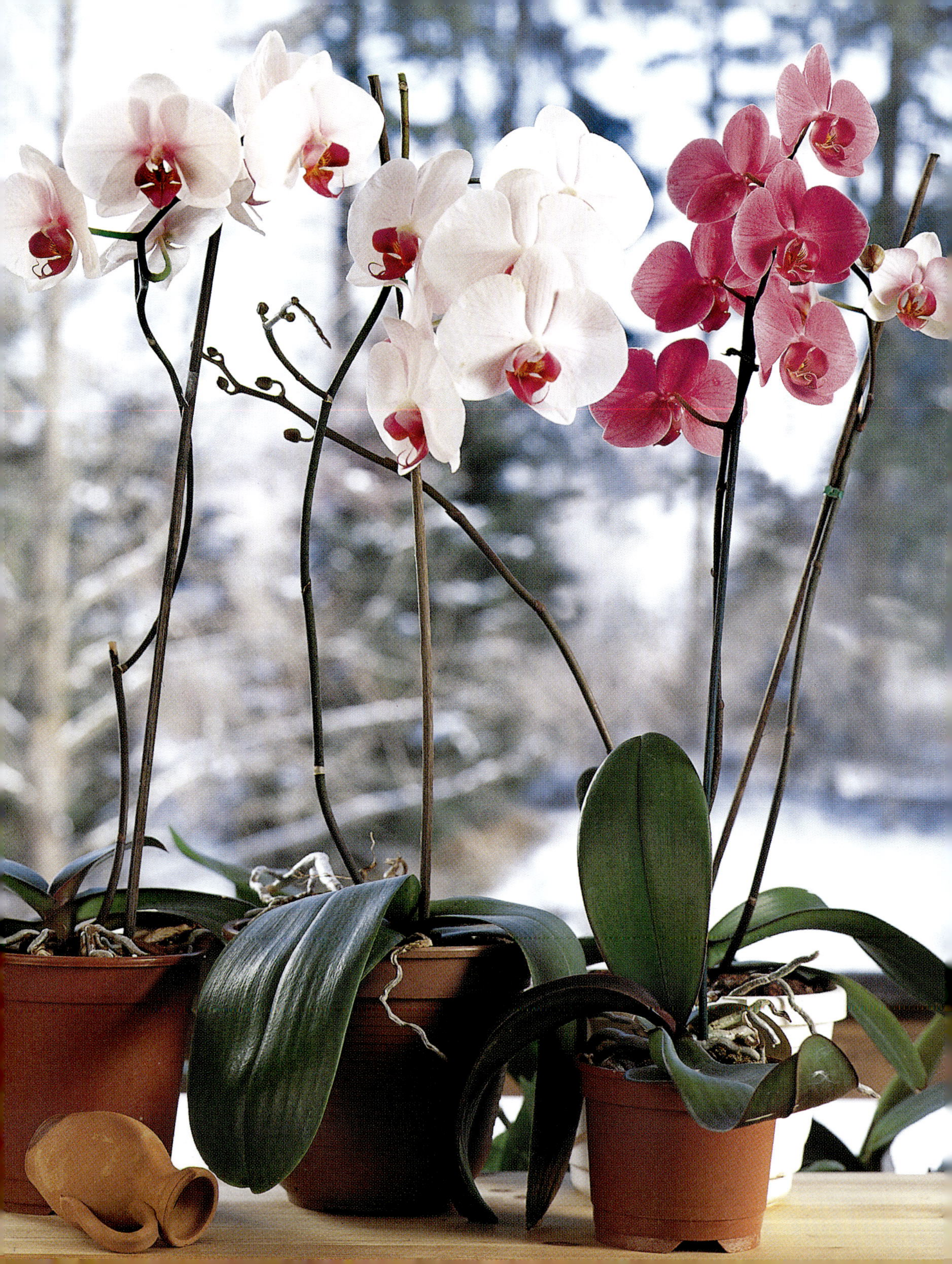

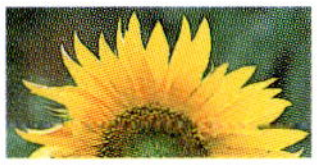

Homöopathie für Orchideen und Zimmerpflanzen

Jörn Pinske

Wie bei allen Pflanzen kann Homöopathie auch bei Orchideen nur ein, wenn auch ein wichtiger, Beitrag zum Gelingen der Pflege sein. Die verschiedenen Wachstumsbedingungen, Temperatur, Licht, Wasser und Nährstoffe müssen, ob mit oder ohne Homöopathie, zuerst für jede Orchidee mit ihren zahlreichen Züchtungen beachtet werden. Da die Orchideenfamilie sehr weit verbreitet ist, ergeben sich sehr unterschiedliche Ansprüche für die jeweiligen Arten. Dazu kommt, dass man häufig die Wachstumsbedingungen nicht genau kennt.

Wichtig: Der Heimatstandort

Besonders bei den vielen Gattungs- bzw. sogar Mehrgattunshybriden der Orchideen lassen sich die Wachstumsbedingungen manchmal nur erahnen. Die Herkunft der Eltern, bei Naturformen die Standortbedingungen, geben zunächst einen, manchmal allerdings widersprüchlichen Hinweis auf die Temperaturwünsche einer Orchidee.

Man teilt die Orchideen in **warm, temperiert** oder **kalt** bzw. sogar winterhart wachsende Pflanzen ein. Diese Angaben können Sie beim Kauf erfragen oder selbst ermitteln. Ob sich jedoch die Orchideen dann in dieser Einteilung auch wirklich wohl fühlen, müssen Sie selbst beobachten.

Aus Herkunft und Heimat ergibt sich zusätzlich der Hinweis auf eine mögliche **Ruhezeit.** Die meisten Orchideen mit Bulben (Scheinzwiebeln, Pseudobulben, siehe das Bild Seite 76) benötigen nämlich eine Ruheperiode. Damit passen sich die Pflanzen an die unterschiedlichen Jahreszeiten an. Der heimische Frauenschuh *(Cypripedium)* verliert im Herbst seine Blätter und überwintert im Erdreich. Ähnlich verhalten sich manche tropische Verwandte, sie verlieren entweder auch die Blätter *(Lycaste)* oder stellen das Wachstum vorübergehend ein. Nur die bulbenlosen Orchideen, wie die Falterblume *(Phalaenopsis)* oder einige tropische Frauenschuhe *(Paphiopedilum),* kennen keine richtige Ruhezeit.

Die Ruheperiode beginnt mit dem Abschluss des Jahrestriebes und endet mit der Entwicklung des Neutriebes.

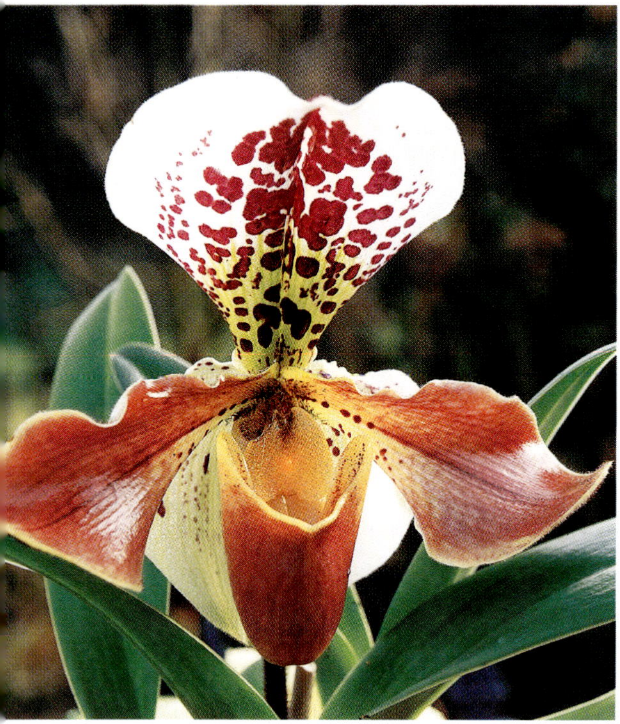

Der tropische Frauenschuh *(Paphiopedilum-*Hybride) hat keine richtige Ruhezeit; trotzdem muss man die Wachstumsphase erkennen.

So vermeiden Sie Pflegefehler

Besonders wichtig ist das richtige Gießverhalten. Allerdings sind nicht nur bei Orchideen, sondern bei fast allen Zimmerpflanzen 90% der Totalausfälle auf Wasserprobleme zurückzuführen. Dabei ist es weniger die Wasserqualität als die Menge, die den Pflanzen zum Verhängnis wird.

Die richtige Wasser- und Düngermenge ist abhängig vom Wachstumsstadium, der Jahreszeit und dem individuellen Zustand der Pflanze.

Leider lassen sich bei Orchideen nicht einfach »Betriebsanleitungen« mitgeben, in der Menge und Häufigkeit des Gießwassers geregelt werden. Hier ist der der »Grüne Daumen« gefragt. Wobei man bedenken muss, dass die Orchideen nicht leicht erkennen lassen, ob sie Wasser benötigen oder nicht, denn durch die meist festen, fast sukkulenten Blätter und Bulben macht eine Orchidee nicht so leicht »schlapp.«

Testen Sie deshalb regelmäßig, ob der Pflanzstoff noch genügend feucht ist, ob gesunde Wurzeln vorhanden sind und ob die Pflanze neue Blätter und Wurzeln bildet.

Nur in der Vegetationszeit benötigen Orchideen Wasser und Nährstoffe. In der mehr oder weniger langen Ruhzeit wird extrem wenig oder gar nicht gegossen. Ausnahme: blühende Orchideen.

Eine Orchidee bildet auch, anders als die übrigen Zimmerpflanzen, nur am Anfang der Vegetationszeit Wurzeln. Werden diese zerstört, kann sie bis zum nächsten Neutrieb weder Wasser noch Nährstoffe aufnehmen. Nur über die Blätter kann Feuchtigkeit noch genutzt werden.

Falsches Gießen und falscher Standort beschleunigen den Verfall. Immer häufiger sind jedoch Orchideen mit bereits schadhaften Wurzeln im Handel, obwohl in prächtiger Blüte und scheinbar makellos. Neben viel zu schneller Kultur beim Gärtner leiden die Pflanzen beim Transport oder später im Laden.

Homöopathische Hilfsmittel zur Pflanzenstärkung

Geschädigte Orchideen können mit homöopathischen Präparaten gestärkt und gesund werden. Bei regelmäßiger Anwendung von Pflanzenstärkungsmitteln können Sie sogar vorbeugend tätig werden, Stress wird dann besser vertragen.

Die stufenweise durch Verschüttelung verdünnten und aufbereiteten Mittel wirken, weil sie dem hypersensiblen Krankheitsgeschehen angepasst sind. Das bedeutet konkret, durch Reizwirkung wird die Orchidee zu Gegenmaßnahmen veranlasst, z. B. zu vorzeitiger Triebbildung und damit zu neuem Wurzelwachstum angeregt.

Homöopathie für Pflanzen ist also eigentlich nichts anderes als eine **Reiztherapie,** gezielt mit Stoffen aus der Mineral- und Pflanzenwelt. Diese Stoffe sind stufenweise verdünnt und aufbereitet.

Reiztherapie für Orchideen

Versuchen Sie es doch mit einer Reiztherapie bei gut versorgten, aber nicht blühenden Orchideen. Vielfach sind es Falterorchideen *(Phalaenopsis),* die, obwohl strotzend vor Vitalität, keine Blüte bringen. Hier hat man die Möglichkeit, durch den – kurzfristigen – Reiz Kälte und/oder Trockenheit die Bütenbildung zu fördern.

Genau so »reizvoll« wirkt der Sommeraufenthalt schlecht entwickelter tropischer Orchideen im Freien. Als Folge der auf die Pflanze wirkenden Reize von Licht, Wind, und Luft sowie aufgrund der wechselnden Temperatur stellt sich die Pflanze um und eine normale, gesunde Entwicklung tritt ein.

So beleben Sie Ihre Orchideen

- Homöopathische Präparate in 0,5%iger Lösung im Abstand von acht Tagen gießen
- Dazu eine organische Stickstoffdünger-Lösung geben: 9% N, organisch-gebundener Stickstoff, enthalten in Form von 55% natürlicher Aminosäure
- Eine 0,3%ige Lösung davon wird direkt über die Blätter und Wurzeln gegeben.

Neben der richtigen Dosierung der Reize unterstützt man auch diese Maßnahme mit homöopathischen Präparaten und angepasster Düngerunterstützung.

Orchideen wollen hoch hinaus

Bei den tropischen Orchideen sind die Epiphyten, wörtlich übersetzt »Überpflanzen« oder auch Aufsitzer vorherrschend.

Ihre Nahrung beziehen die Epiphyten aus geringen Humusmengen. Aber nicht nur Orchideen, auch Farne, Bromelien und viele andere, fast 10 % aller landlebenden Pflanzenarten sind Epiphyten und bilden in einigen tropischen Wäldern 30 bis 50% der gesamten Flora. Alle zeichnen sich durch hohe Anpassungsfähigkeit aus.

Orchideen haben für den Aufenthalt in der Höhe eine besondere Wurzel entwi-

Cattleyen gehören zu den eindruckvollsten Epiphyten bei den Orchideen. Dennoch lassen sich besonders die Züchtungen, wie hier im Bild, durchaus im Zimmer kultivieren.

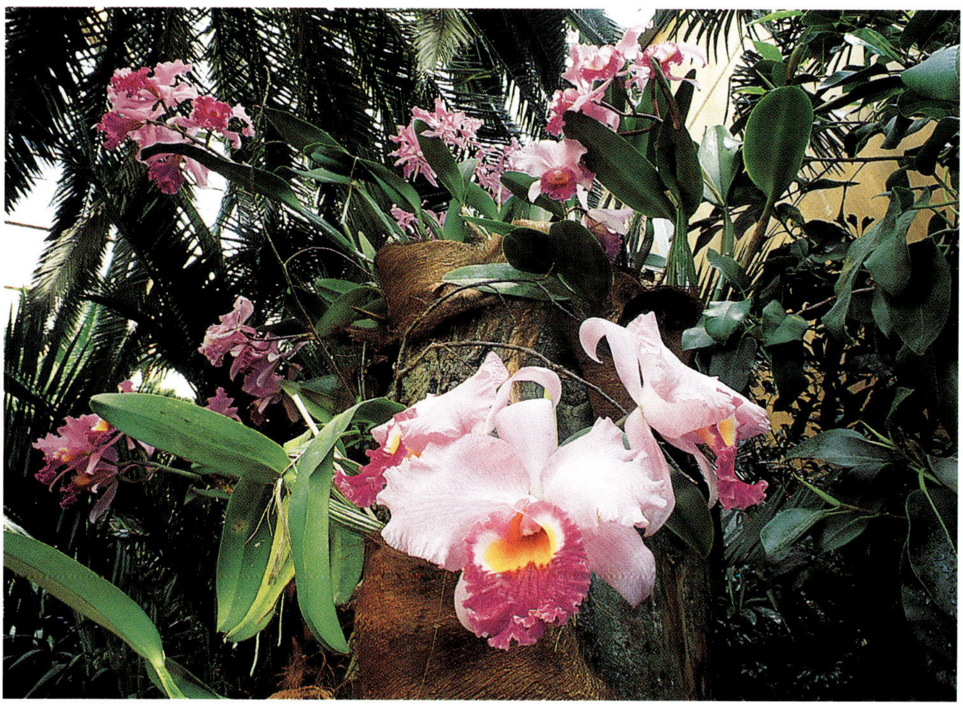

ckelt, die Luftwurzel. Orchideen ohne Wurzeln können nicht überleben. Die äußere Zellschicht der Orchideenwurzel (Pilzgastgeberschicht) wird in der Regel von einem Pilzmyzel durchdrungen. Mit diesem Myzel leben die Orchideen in Symbiose. Nicht nur zur Keimung der Sämlinge ist der Pilz erforderlich, auch zur verbesserten Nahrungsaufnahme. Unter der ersten Pilzgastgeberschicht befinden sich weitere Zellen in die das Myzel eindringt und dichte Nährstoff-Klumpen bildet. Das ist die Verdauungsschicht. Die Klumpen werden von den Orchideenzellen verdaut, und die Nährstoffe verwertet.

So wirken die homöopathischen Stärkungsmittel

- Das durch solche lebenden Verbundstoffe verbesserte Wurzelwachstum fördert das Spross- und Blattwachstum.
- Mehr und größere Blüten sind die Folge.
- Die Pflanzen sind natürlich auch weniger anfällig gegen Krankheiten.

Orchideen für zu Hause

Die gärtnerischen Orchideen sind in der Regel ohne pilzliche Gemeinschaft herangewachsen. Entsprechend verarmt ist ihr Nährstoffangebot.

In den modernen Orchideensubstraten finden sich nur Nährstoffe die zuvor, meist als Salz, beigefügt wurden. Natürliche Abbauprodukte, die bei der Zersetzung organischer Stoffe entstehen, dazu Ausscheidungen von Insekten – viele Epiphyten leben mit Ameisen zusammen – stehen nicht zur Verfügung.

Hier wiederum setzen die Möglichkeiten der homöopathischen Präparate ein. Sie stimulieren die Wurzel zum Wachstum und zur selektiven Nährstoffaufnahme aus dem Substrat. Zusätzlich werden natürliche Zersetzungsvorgänge in der Rinde, dem Torf oder den Kokoschips des Substrates angeregt und mit in den Nährstoffkreis einbezogen.

Auch die Zugabe von halb zersetztem Buchenlaub zum Substrat hat sich bewährt.

Orchideensubstrate müssen besonders locker sein; dabei helfen Styroporflocken.

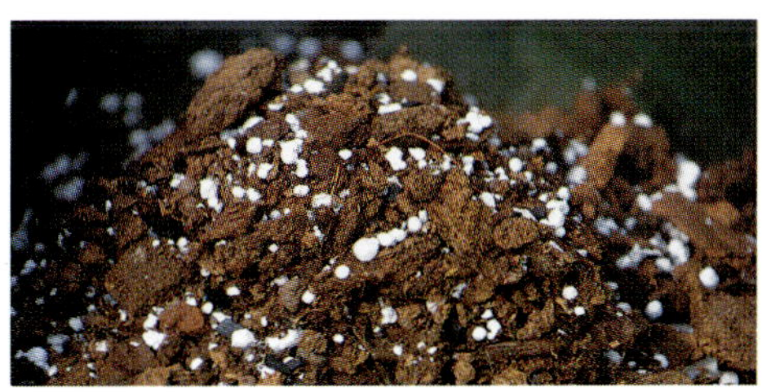

Bei der Zersetzung des organischen Materials durch Mikro- und Makroorganismen, Algen und Pilze, unter Einwirkung von Luftsauerstoff, entstehen organische Abbauprodukte (Huminstoffe). Sie ergänzen die Hauptnährstoffe und sind durch keinen Dünger zu ersetzen, auch nicht durch rein organische Dünger.

Klasse statt Masse

In der Massenanzucht der Orchideengärtnereien kommt es auf schnelles Wachstum und frühzeitige Blüte an. *Phalaenopsis,* die in der Natur vom Samen bis zur blühenden Pflanze sechs bis sieben Jahr benötigen, brauchen beim Gärtner heute noch 30 Monate. Dieser Aufbau wird mit weichem Gewebe erkauft, wie es durch zu hohe Nährstoffgaben bei entsprechenden Temperaturen in der Massenanzucht üblich ist. Natürlich werden solche Pflanzen dann auch schneller von Krankheiten aller Art heimgesucht.

Die homöopathischen Mittel bewirken eine natürliche Reduzierung des übermäßigen Zuwachses und festigen das Gewebe. Dieses Phänomen ist besonders bei den Falterorchideen zu beobachten. Schon nach wenigen Anwendungen und nach nur drei bis vier Wochen erkennt man das gefestigte Gewebe.

Es wird deutlich »glänzender«, parallel dazu reduziert sich der Wasserbedarf. Zum Erfolg wird man allerdings nur kommen, wenn alle anderen Wachstumsfaktoren, Licht, Temperatur und Nährstoffe die homöopathischen Maßnahmen ergänzen.

Wer Wunder erwartet, wird allerdings enttäuscht werden. Ist der kranke Zustand zu weit fortgeschritten, kann auch von der Homöopathie keine Hilfe erwartet werden.

Falterorchideen *(Phalaenopsis)* Frauenschuh *(Paphiopedilum)* und andere Orchideen ohne Bulben lassen sich schneller »zu Tode pflegen« als Bulbenorchideen.

Knospenfall bei Falterblumen

Mit Homöopathie kann man auch keinen Lichtmangel austreiben. Der fast schon »übliche« Knospenfall bei den Falterblumen im Herbst und Winter lässt sich nicht verhindern, aber reduzieren. Gerade wenn sich die Knospen etwa »erbsengroß« entwickelt haben, werden sie erst trocken, um schließlich ganz abgestoßen zu werden – eine Folge der unzulänglichen Lichtbedingungen dieser Jahreszeit. Falterblumen werden von Insekten bestäubt, wie der Name andeutet. Die Pflanze »spürt« jedoch, dass Fal-

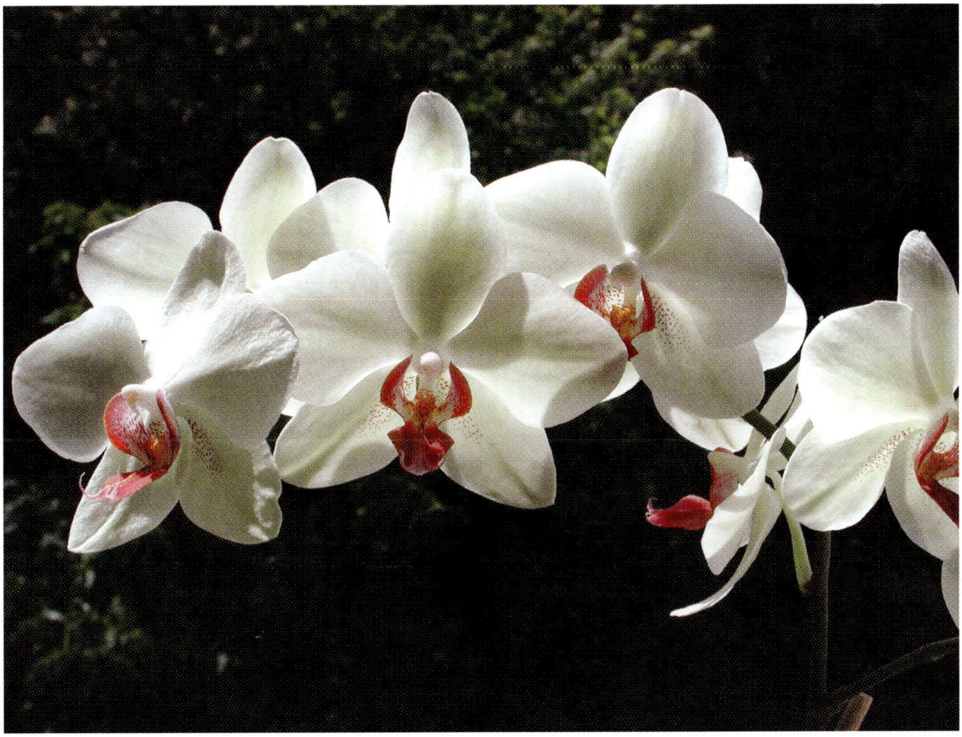

Die Falterorchideen *(Phalaenopsis)* gehören mittlerweile zu den beliebtesten Zimmerpflanzen überhaupt. Sie waren es, die Orchideen »salonfähig« gemacht haben.

ter in dieser dunklen Jahreszeit nicht aktiv sind und eine Blüte also zwecklos wäre.

Homöopathische Mittel können den Reiz ausüben länger auf bessere »Falterbedingungen« zu warten. Ein Teil der Knospen kann sich entfalten. Kommt zum Lichtmangel aber ein kranke Wurzel, meist durch zu viel Wasser, kann den Knospen nicht geholfen werden.

Orchideen zum Leben erwecken

Bulben sind nicht nur Nahrungsreserven sondern auch Überlebenshilfe für Mangelzeiten. Sie haben in der Regel zwei bis drei ruhende Vegetationszentren (»Schlafende Augen«), die zum Leben erweckt werden können. Neben der Rettung lassen sich Bulben aber auch zur vegetativen Vermehrung heranziehen.

Die Vermehrung

Dazu werden die Bulben mit einem glatten, sauberen Schnitt von der Pflanze getrennt. Die Schnittstelle wird mit Holzkohlepuder (Aktivkohle) bestäubt, um Pilzbefall zu verhindern. Danach werden die Bulben bis zum unteren Drittel in eine Mischung 1 : 1 aus Sphagnum-Moos (*Sphagnum squarrosa*) und Styropor (Polystyrol) eingesetzt. Das Torfmoos darf man aber nicht selbst der Natur entnehmen, denn fast alle heimischen Arten sind vom Aussterben bedroht und stehen unter Naturschutz. Kaufen Sie es im Floristenbedarf.

Torfmoos hat eine enorme Wasserspeicherkapazität. Im Zellgewebe kann diese Pflanze das bis zu dreißigfache ihres Eigengewichts an Wasser aufnehmen. Zwischen den photosynthetisch aktiven Zellen gibt es große, vollkommen leere Zellen, die sich wie ein Schwamm mit Wasser voll saugen. Auch im abgestorbenen Sphagnum bleibt diese Speicherfunktion erhalten.

Bulben wie hier von *Coelogyne cristata* sind Speicher- und Reserveorgane der Orchideen – und klarer Hinweis auf eine Ruhezeit, die diese benötigen.

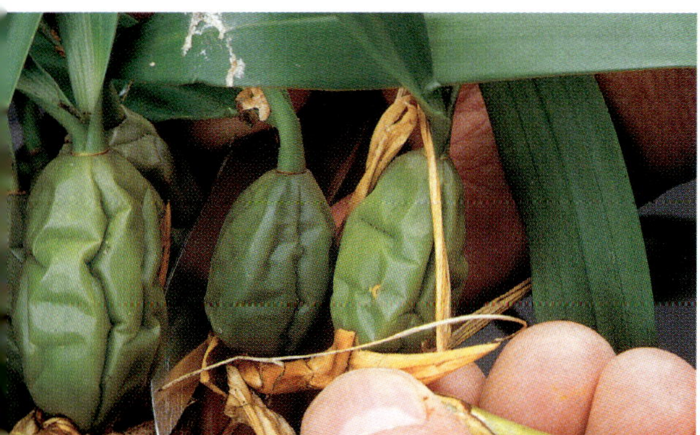

Sphagnum kann aber noch mehr: Neben organischen Inhaltsstoffen sind vor allem die Wirkstoffe interessant. Zu nennen sind u.a. Enzyme, mit den Östrogenen verwandte Hormone, Vitamine und Antibiotika.

Sie bewirken, dass die Bulbe wieder zum » Leben erweckt wird«, also einen neuen Trieb bildet und der Trieb sich ohne Schadpilze entwickeln kann.

Zur Unterstützung setzt man mit großem Erfolg zusätzlich ein homöopathisches Präparat ein. Dabei wird mindestens einmal in der Woche gespritzt, nachdem das Moos mit dem Mittel gründlich angegossen wurde. Da die Bulben in Aussaatschalen oder unter Kunststofffolien gehalten werden, reicht meist das wöchentliche Sprühen mit einem homöopathischen Mittel aus.

Umtopf-Hilfe

Genau so verhält es sich bei Jung- oder frisch umgetopften Orchideen. Mit dem

Pflanzenstärkungsmittel wird angegossen und in der Folge mindestens wöchentlich einmal gespritzt.

Die Jungpflanzen aller Gattungen zeigen schon nach wenigen Wochen, wie wohl sie sich fühlen. Kräftiger, kompakter Zuwachs und gute Wurzelbildung sind der Lohn.

Frisch umgetopfte Exemplare überstehen den »Umtopfstress« fast ohne Beeinträchtigung, sie wachsen zügig weiter und bilden schnell neue Wurzeln.

Weitere Praxistipps

Orchideen sind sehr genügsam und benötigen nur geringe Düngergaben. Homöopathische Pflanzenstärkungsmittel werden jedoch auch bei Orchideen in der für Zimmerpflanzen empfohlenen Konzentration verabreicht, unabhängig davon, ob gegossen oder gesprüht wird.

Ja, es ist sogar bekannt, dass ein erfolgreicher Orchideen-Kultivateur seine Pflanzen jeden Tag mit einem homöopathischen Mittel im Spritzverfahren behandelt. Die Wirksamkeit, besonders bei aufgebundenen Exemplaren, ist dabei erstaunlich. Ihre kräftige Wurzelbildung und damit das verbesserte Wachstum der Orchideen und anderer Epiphyten (Bromelien) in Zimmerkultur ist eine Folge der homöopathischen Behandlung und mit anderen Methoden nur schwer zu erreichen.

Homöopathie für Zimmerpflanzen

Die Pflege beginnt beim Kauf

Das Etikett an der Pflanze wird nicht nur den Namen, sondern auch die Pflegeansprüche der Orchidee verraten. Ist kein Etikett vorhanden, sollte zumindest das Verkaufspersonal die nötigen Wünsche der Pflanze nennen können. Pflanzen ohne Etikett bzw. Hinweise sollten Sie nicht kaufen oder zunächst die Hilfe der Zimmerpflanzenbücher in Anspruch nehmen.

Wenn man die Licht-, Temperatur- und Wasseranforderungen zu Hause erfüllen kann, steht dem Kauf nichts im Wege. Allerdings muss die Pflanze einen gesunden Eindruck vermitteln; augenscheinlich kranke Pflanzen lässt man am besten gleich im Laden. Der Transport darf dann weder im aufgeheizten noch im frostig kalten Auto erfolgen. Verpackung schützt!

Zu Hause erhält der »Neuling« dann eine Eingewöhnung, lichthungrige Pflanzen nicht gleich in die Sonne, Kübelpflanzen nicht sofort ins Freie bringen.

Standort und Pflege von Zimmerpflanzen

Licht

Ohne Licht können Pflanzen weder Wasser noch Nährstoffe verarbeiten. Pflanzen haben entsprechend ihrer Herkunft unterschiedliche Lichtansprüche. Selbst Pflanzen mit geringeren Lichtansprüchen kümmern häufig im Zimmer, weil der Standort falsch beurteilt wurde. Lichtmangel erkennt man an gelben – der Gärtner spricht von vergeilten – Blättern. Zuviel Licht ist dagegen im Zimmer eher selten und nur am Südfenster zu befürchten.

Temperatur und Luftfeuchtigkeit

Sie spielen ebenfalls eine wichtige Rolle. Die meisten Zimmerpflanzen stammen aus tropischen Gebieten mit einer Luftfeuchtigkeit von nahezu 90%.

Im Zimmer ist die Luft – besonders im Winter – erheblich trockener und enthält meist nur 40% Luftfeuchtigkeit bei Temperaturen von 20–25 °C. Die Luftfeuchtigkeit kann durch das Aufstellen von Verdunstungsgefäßen auf der Heizung und zwischen den Pflanzen erhöht werden. Erkennbar ist der Feuchtigkeitsmangel häufig an eingerollten Blättern.

Wenn der Gummibaum auch im Winter seine Blätter behalten soll, benötigt er genügend Licht und Wärme. Dünger und homöopathische Pflegemittel helfen zusätzlich.

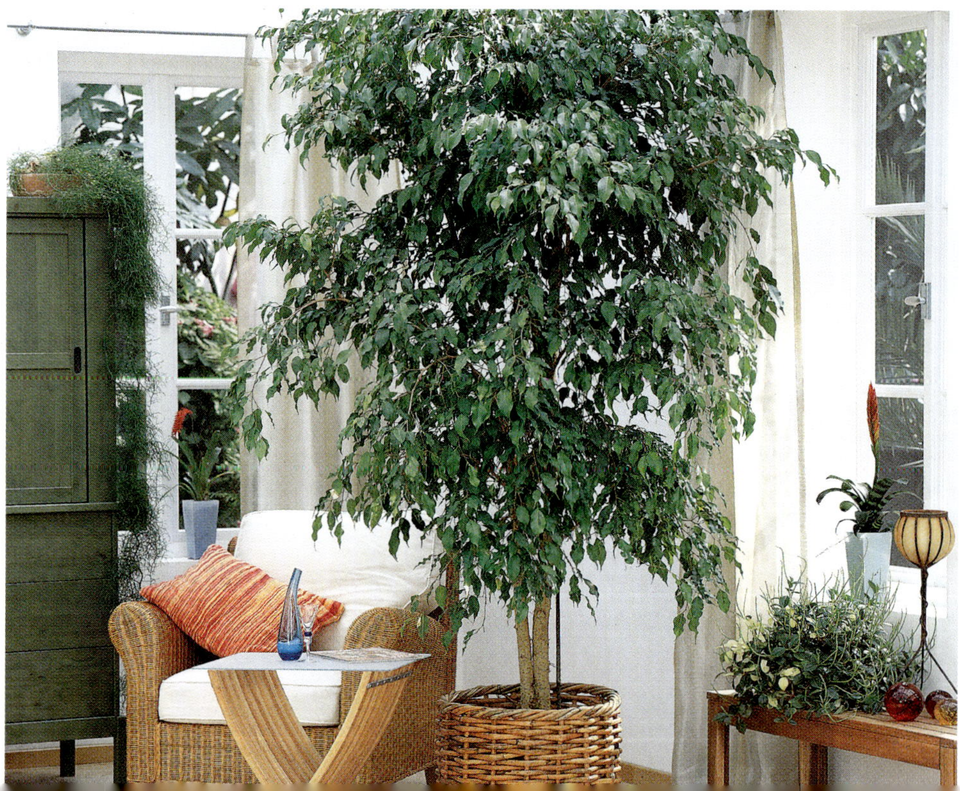

Wasser
Wasser ist lebensnotwendig für alle Pflanzen. Man kann von oben über den Ballen oder von unten über den Übertopf oder den Untersetzer gießen. Wasser, das innerhalb einer Stunde nicht aufgesaugt wurde, muss immer entfernt werden, denn bei stehender Nässe sterben die feinen Haarwurzeln ab und die Pflanzen »vertrocknen«, obwohl sie im Wasser stehen.

Die Häufigkeit des Gießens wird vom Standort und der Jahreszeit bestimmt, keine »Gebrauchsanweisung« kann die Prüfung mit dem »grünen« Daumen ersetzen.

Dünger
Pflanzen benötigen in der Wachstumszeit, also meist ist es die lichtreiche Zeit im Frühjahr und Sommer, mehr Dünger als zu Ihrer Ruhezeit. Etwas Dünger benötigen sie in den modernen Substraten aber immer! Dabei keine trockenen Pflanzen düngen, weil Verbrennungsgefahr für die Wurzeln besteht!

Umtopfen und Substrat
Je nach Zuwachs werden Zimmerpflanzen jährlich oder nur in zwei bis dreijährigem Zyklus umgesetzt. Dabei sollte man Spezialerden, in jedem Fall aber nur hochwertige Substrate verwenden. Nur diese bleiben länger strukturstabil.

Grundsätzliche Pflegetipps
- Kakteen und Sukkulenten brauchen weniger Wasser,
- Pflanzen mit großen Blättern und vielen Blüten trinken mehr,
- Pflanzen mit dickfleischigen Wurzeln, wie Asparagus, Clivien und Grünlilien, vertragen etwas mehr Wasser als andere.
- Nur wenige Pflanzen vertrocknen, die meisten » ersaufen«.

Homöopathische Mittel für Zimmerpflanzen

Bei optimalen Wachstumsbedingungen ist Homöopathie eigentlich überflüssig, doch werden Zimmerpflanzen nie unter idealen Bedingungen gehalten. Ob Licht–, Temperatur- oder Wasserprobleme, das Zimmer ist kein Gewächshaus, geschweige denn eine natürliche Umgebung.

Was können die homöopathischen Mittel bei Zimmerpflanzen trotzdem erreichen? Sie können die Anpassung an diese »feindliche« Umgebung erleichtern: Reize ausüben und Mechanismen in der Pflanze »anstoßen«. Die homöopathisch-dynamisierte Form (D6–D200) der Mineralien Kalium, Calcium, Eisen,

Magnesium, Phosphor, Schwefel sowie lebensnotwendige Spurenelemente wie Bor, Mangan, Molybdän, Kobalt, Kupfer, Silizium, organisches Germanium und Uronsäuren haben bestimmte Wirkungen auf Zellgewebe und Pflanzenorgane.

Da Zimmerpflanzen ja nicht einfach von sich aus den Standort wechseln können, müssen sie sich mit der Umwelt arrangieren. Genau hier beginnt die Wirkung der homöopathischen Pflanzenpflege:

- Auf den Fehlerreiz, z. B. Lichtmangel, einen Gegenreiz ausüben,
- Stärkung der Zellwand gegen Geilwuchs,
- bei Nährstoffmangel bessere Nutzung der dennoch vorhandenen Nährstoffe,
- Aktivierung des » toten« Substrates.
- Uronsäure kann in homöopathischen Dosen das Pflanzenwachstum positiv beeinflussen.

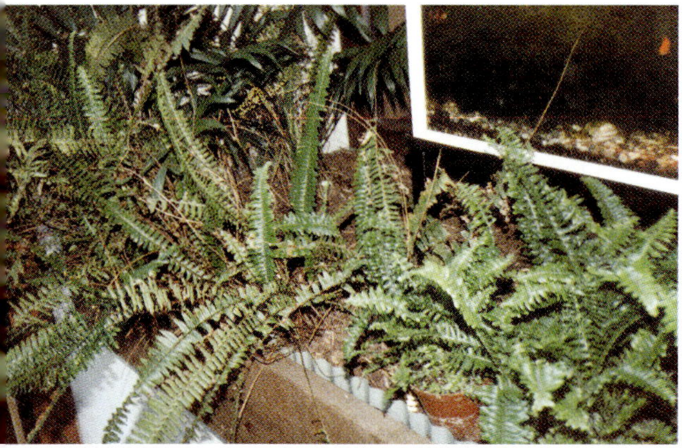

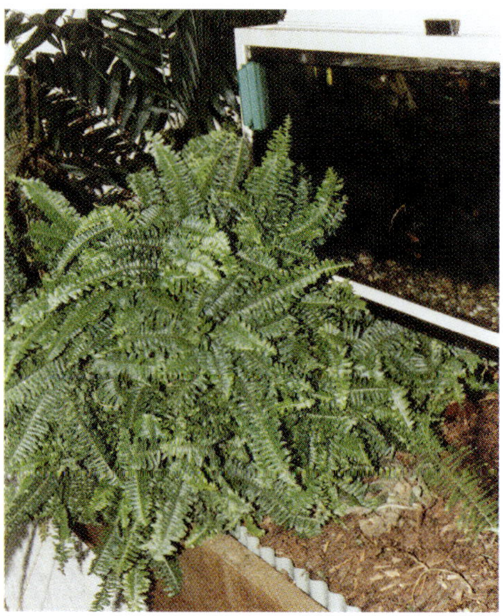

Uronsäuren regulieren zusätzlich Abwehrreaktionen in den Zellwänden der Pflanzen. Amerikanische Wissenschaftler haben festgestellt, dass Polyuronsäuren Pflanzen vor dem Eindringen von Pilzen schützen. In homöopathischen Dosen werden diese Wirkungen zwar nicht direkt erzielt, der Pflanzenorganismus wird jedoch positiv angeregt.

Ein müder Farn *(Nephrolepis)* wird mit Hilfe von Biplantol® nach vier Monaten zu neuem Leben erweckt.

Die homöopathischen Mittel als solche sind inaktiv, sie bringen eine Botschaft zu bestimmten Teilen in der Pflanze und was vielleicht genau so wichtig ist, in die Organismen ihrer unmittelbaren Umgebung.

Wie kann man die Mittel einsetzen?

Homöopathische Mittel können bei Zimmerpflanzen gegossen oder gespritzt werden. Die Anwendung bei Jungpflanzen ist genau so erfolgreich wie bei »alten« Exemplaren. Der Einsatz kann sofort nach dem Kauf einsetzen und sollte besonders in Stresssituationen fortgesetzt werden.

Die Dosierung und Häufigkeit richtet sich nach dem Mittel.

Stress ist für die Zimmerpflanzen fast der Normalzustand. Erst die homöopathischen Mittel verhindern, dass aus Stress Krankheiten entstehen.

Damit lassen sich natürlich keine tierischen Schädlinge verhindern, jedoch kann man negative Folgen mindern.

Die Wirkung, verbessertes Wurzelwachstum, Stärkung der Zellen, größere Blüten, leuchtende Farben, lassen sich schon nach wenigen Wochen bemerken.

Dauerhafte Ergebnissen sind jedoch nur mit zusätzlichem Nährstoffangebot (Dünger, neues Substrat) und optimalen Wachstumsbedingungen erzielen. Gegen zuviel Wasser, permanenten Lichtmangel, Zugluft und Kälte helfen weder homöopathische Mittel noch Wunder.

Auch die erhöhte Konzentration von Schadstoffen sowie ein Überangebot an Nährstoffen schädigen die Feinwurzeln. Dies führt zu einer verminderten Nährstoffaufnahme, die Pflanzen erkranken. Ihre Gesundung ist mit homöopathischen Mittel und Verbesserung der Bedingungen in kurzer Zeit möglich.

Experimentieren Sie selbst

Der Erfolg der Homöopathie bei Zimmerpflanzen und Orchideen ist leider noch nicht so erforscht, wie dies bei Nutzpflanzen aus dem Garten der Fall ist.

Testen Sie selbst, welche Resultate mit einer Erhöhung oder Verringerung der Dosierung, mit der Häufigkeit der Anwendungen, gekoppelt mit einer Optimierung der Lebensbedingungen, zu beobachten sind. Schäden durch homöopathische Mittel sind nicht bekannt.

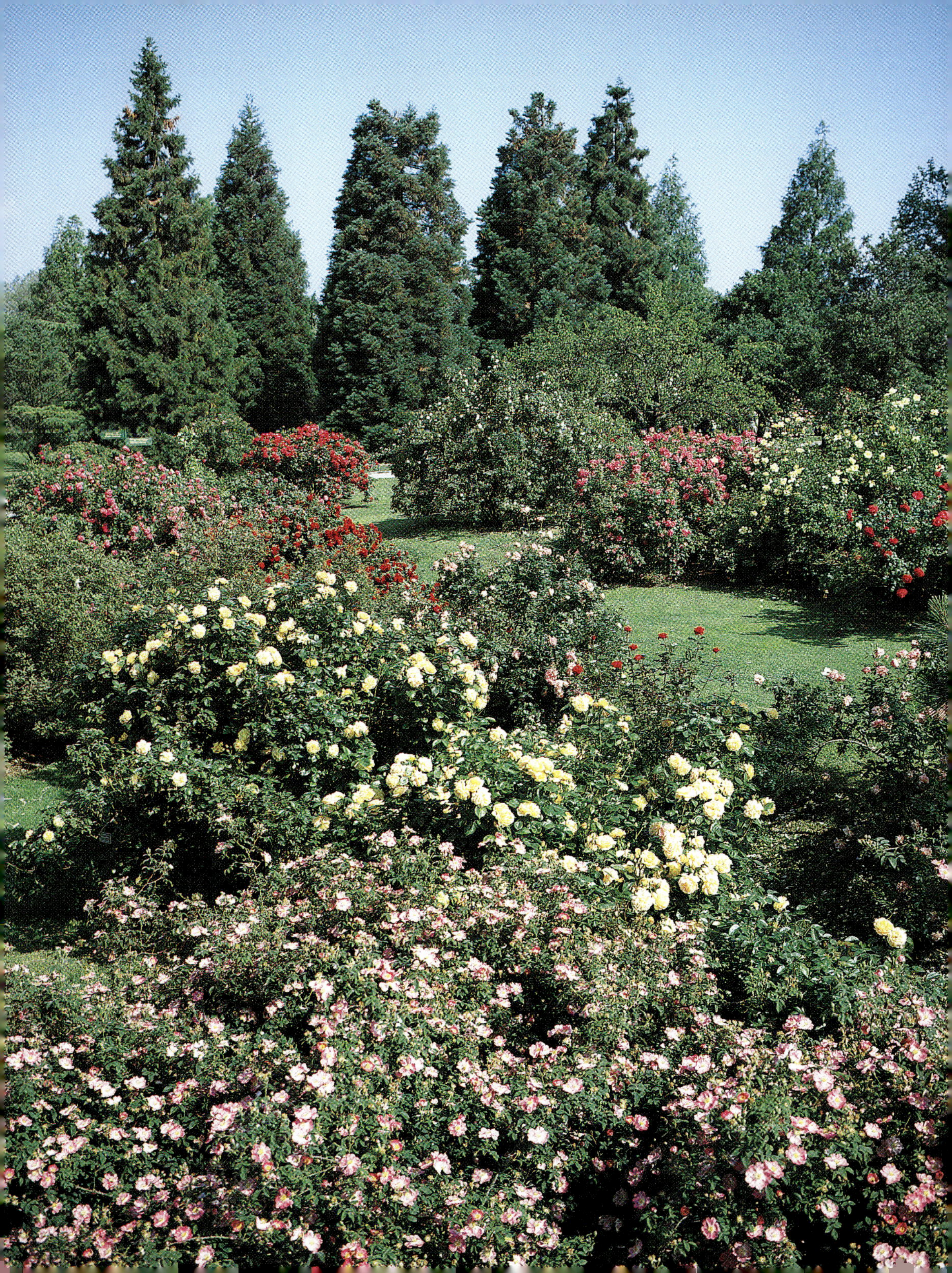

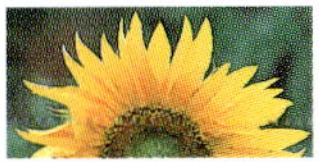

Homöopathische Mittel im Profi-Einsatz auf der Insel Mainau

Monika Böhm

Die Insel Mainau ist weltweit bekannter Anziehungspunkt für Blumen- und Pflanzenliebhaber. Das Mainau-Blumenjahr beginnt mit der Orchideenschau im Frühjahr, begleitet im Park von einer Million Blumenzwiebeln sowie dem dazu passenden Frühjahrsflor. Ein Meer von *Rhododendron* wechselt die Frühjahrsblüte ab und leitet zur Rosenschau in drei bezaubernden Rosengärten über.

350.000 Sommerblumen und exotische Kübelpflanzen wie Palmen, Zitrus, Bananen, *Bougainvillea*, Tropentrompeten begleiten den Sommer. Im September läuten die farbenfrohen Dahlien den Herbst ein und bezaubern bis zum ersten Frost alle Genießer am Bodensee.

Das Ende des 19. Jahrhunderts entstandene Arboretum, die Gehölzsammlung der Blumeninsel, lädt das ganze Jahr über zum beschaulichen Spaziergang, Verweilen und Bestaunen der mächtigen Bäume und Gehölzraritäten ein.

Grundsätzlich ist uns an einer artgerechten Gesunderhaltung der Pflanzensortimente gelegen. Die Herstellung der optimalen Bedingungen ist Voraussetzung, die Abwehrkräfte der Pflanzen zu stärken und sie somit gesund zu erhalten. Seit einigen Jahren werden zur Pflanzengesundheit homöopathische Mittel eingesetzt und nach unserer Beobachtung erkennbare Erfolge erzielt. Nachfolgend einige Beispiele.

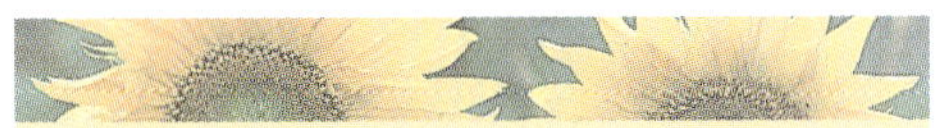

Voraussetzungen für ein gesundes Pflanzensortiment

- Die Lebensbedingungen und Ansprüche der Pflanzen zu kennen und darauf einzugehen.
- Bereits beim Kauf auf die Qualität der Pflanzen zu achten (für Rosen, Gehölze und Stauden gibt es z.B. Qualitätskriterien).
- Den Standort artgerecht vorzubereiten (Belichtung, richtige Bodenzusammensetzung und -struktur, Bodenbelüftung).
- Die sorgsame Pflege (Bewässerung, Bodenlockerung, Düngung nur nach Bodenanalyse, Pflanzenschutz, Schnitt, bei Bedarf Winterschutz).

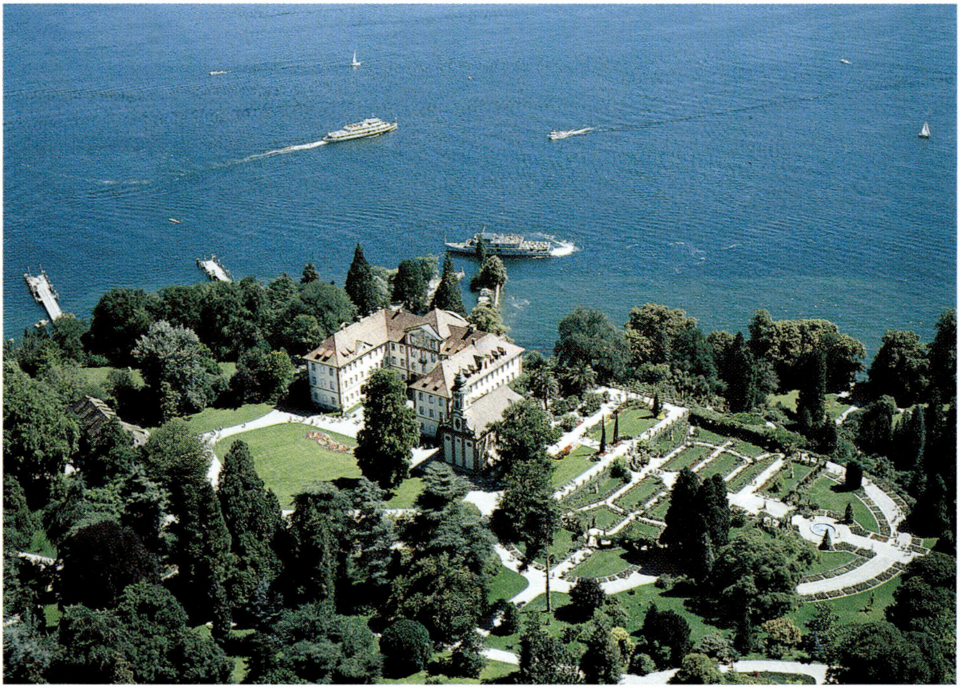

Auf der Insel Mainau werden die vielfältigen Sortimente mit hömöopathischen Pflanzenstärkungsmitteln auf sanften Wege gesund erhalten. Das beweisen jahrelange Erfahrungen.

Triebsterben an Mammutbäumen

Als Folge einer starken Blüten- und Samenbildung starben im Jahr 2001 an einzelnen Mammutbäumen die Vorjahrestriebe teilweise ab. Bis zu 5% der Schwachastbereiche waren bei einigen Exemplaren betroffen. Nach Einsendung von Boden- und Zweigproben an das zuständige Pflanzenschutzamt konnten weder Nährstoffmängel noch Pilz- oder Schädlingsbefall festgestellt werden. Daraufhin wurden die befallenen Bäume von Juli bis Oktober fünf Mal alle vier Wochen mit dem homöopathischen Pflanzenstärkungsmittel »Biplantol®*Agrar*« behandelt. Der gesamte Trauf-Wurzelbereich wurde pro Baum mit 300–500 Liter Wirkstoff/Wassergemisch in 0,05%iger Verdünnung gegossen. Bei einer derartigen Behandlung ist darauf zu achten, dass das Gemisch langsam, gegebenenfalls in mehreren Arbeitsgängen, mit Hilfe einer Brausevorrichtung ausgebracht wird, damit das Gemisch nicht oberflächlich abfließt.

Bereits im Folgejahr ist der Erfolg der Anwendungen sichtbar. Alle behandelten Mammutbäume sind vital. Zur weiteren Stärkung der Bäume wird die Maßnahme fortgesetzt.

Pilzkrankheiten an Rhododendren und Palmen

Das Mittel Biplantol®*Agrar* wurde auch schon abwechselnd mit Biocon (Firma Bioco) zur erfolgreichen Bekämpfung von Mehltau an den *Rhododendron* verwendet. Der Einsatz erfolgt über eine Blattspritzung. »Biocon« hemmt durch ölhaltige Substrate die Wasserverdunstung der Pflanze. Da es sich wie ein leichter Ölfilm auf die Pflanzenteile legt, darf es nicht bei starker Sommerhitze ausgebracht werden, weil es sonst zu Verbrennungserscheinungen kommt.

TIPP

Immergrüne Gehölze müssen nach Trockenperioden im Herbst ausgiebig gegossen werden, da sie auch in der kalten Jahreszeit assimilieren.

Im Mai blühen 200 Sorten von Rhododendren auf der Blumeninsel. Ideale Standortbedingungen und die sorgfältige Pflanzenauswahl sind die Voraussetzungen für solch ein prächtiges Blütenmeer.

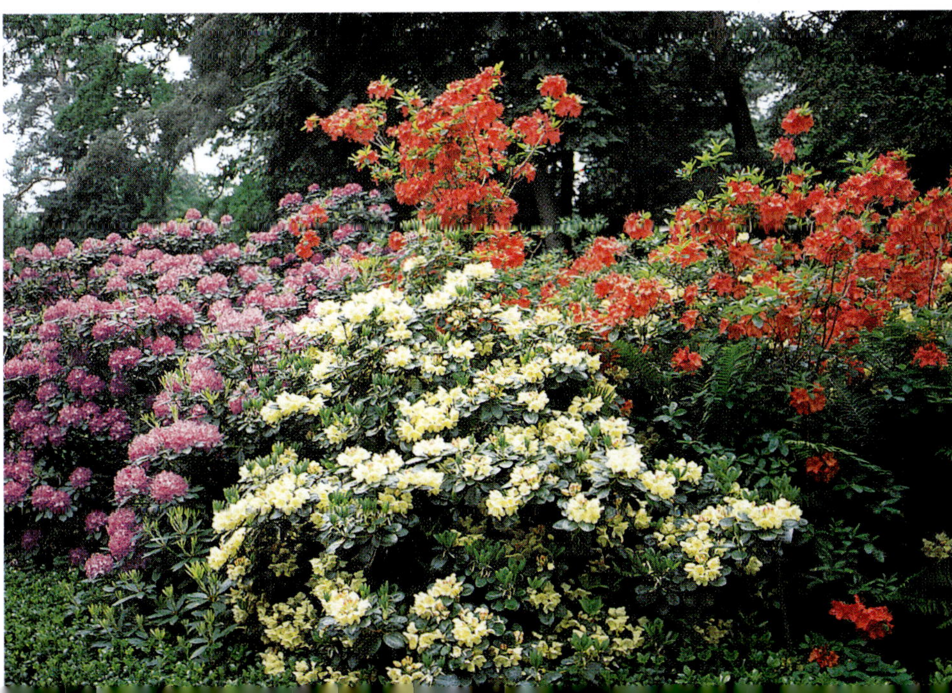

Säureliebende *Rhododendron* mögen keine Kalkböden, wie sie auf der Mainau anstehen. Was tun, wenn man trotzdem prächtige und gesunde Exemplare haben möchte? Während in früheren Jahren immense Mengen Torf, später »Toresa« (zermahlene und erhitzte Holzabfälle) zur Herstellung des für *Rhododendron* notwendigen pH-Wertes von 4,5 bis 5,5 eingesetzt wurden, werden bei Erweiterungspflanzungen kalkresistente, so genannte »Inkarho®«-*Rhododendron* verwendet. Somit kann auf Torfersatz (fast) verzichtet werden. Pflanzenstärkungsmittel werden weiterhin bei den *Rhododendron* lediglich bei Bedarf eingesetzt.

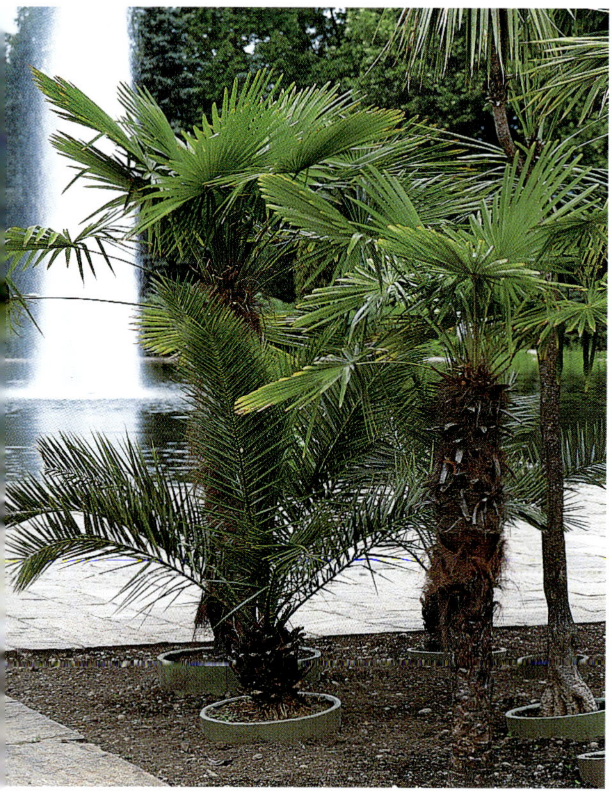

Was wäre die Mainau ohne Palmen? Eine Lieferung von Hanfpalmen, die während der Vegetationsperiode in Kübeln im Freiland ausgepflanzt waren, bekam die Pilzkrankheit *Colletotrichum*. Einzelne Palmblätter knickten in der Mitte ab und wurden bis zur Knickstelle braun. Später knickte das ganze Blatt ab. Vom Herbst bis zum Frühjahr wurde »Biplantol® *Agrar*« alle zwei Wochen dem Gießwasser beigegeben. Die im Palmenhaus der Mainau überwinternden Hanfpalmen haben sich prächtig erholt und entwickeln neue Triebe. Die Behandlung wird im Freiland fortgeführt, bis die Pflanzen vollkommen gesund sind.

Einsatz homöopathischer Mittel bei den Strauchrosen der Mainau

Von den 20 000 Rosen auf der Mainau werden die an einer benachbarten Bioland-Streuobstwiese gelegenen Strauch-

Mit dem Mittel Biplantol®*Agrar* werden auf der Mainau auch pilzkerkrankte Palmen wieder gesund.

rosen ausschließlich mit den Pflanzenstärkungsmitteln Biplantol®*Rosen* (10 ml auf 1 Liter Wasser) und Oscorna-Bio S (25 ml auf 1 Liter Wasser) behandelt. Die Ausbringung erfolgt mittels Sprühverfahren von Frühjahr bis Herbst alle zwei bis drei Wochen. Neben der Wahl entsprechend robuster Rosen wird darauf geachtet, dass bei Neupflanzungen möglichst neue Standorte verwendet werden. Wenn man doch einmal aus Platzgründen in das alte Pflanzloch pflanzen möchte, empfehlen wir einen weit reichenden und mindestens 80 cm tiefen Bodenaustausch mit lehmhaltigem Substrat.

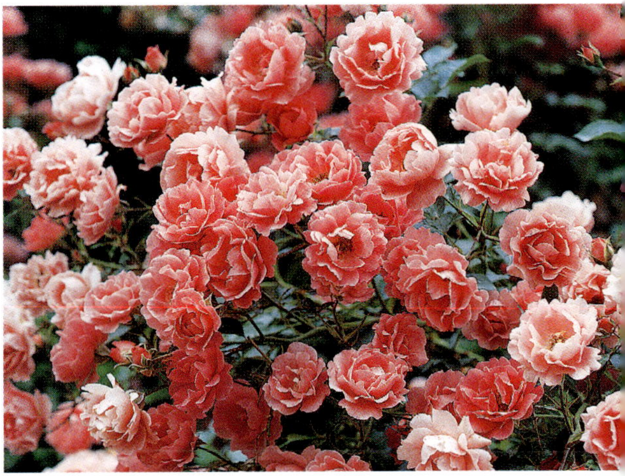

Robuste Rosen wie 'Sommerwind' brauchen wenig Pflanzenschutz. Homöopathische Pflanzenstärkungsmittel helfen ihnen auf natürliche und umweltschonende Weise.

Robuste Rosen

'Sommerwind' (hellrosa Blüten, Bodendeckerrose), 'Heidetraum' (pinkfarbene Blüten, Bodendeckerrose), 'Angela' (dunkelrosa, kleinblütige Strauchrose), 'Palmengarten Frankfurt' (pinkrosa Blüten, Bodendeckerrose), 'Rose de Resht' (duftende fuchsienrote Blüten, Alte Rose), 'New Dawn' (weißlichrosa Blüten, Kletterrose), 'Westerland' (kupfergelbe Blüten, Strauchrose), 'Friesia' (leuchtend goldgelbe Blüten, Beetrose), 'Snow Ballet' (weiße Blüten, buschige Bodendeckerrose).

TIPP

Die Mainau ist der erste Öko-Audit-zertifizierte Botanische Garten. Nach unserer Ansicht ist es für uns Pflicht und Herausforderung, allen Pflanzensortimenten die beste Grundlage für ein gesundes, natürliches Wachstum zu bieten und die Umwelt zu schonen. Wir sind überzeugt, dass Pflanzenstärkungsmittel eine wichtige Hilfe zur Erhaltung und Herstellung der Pflanzengesundheit sind und werden unsere Beobachtungen und Anwendungen fortführen.

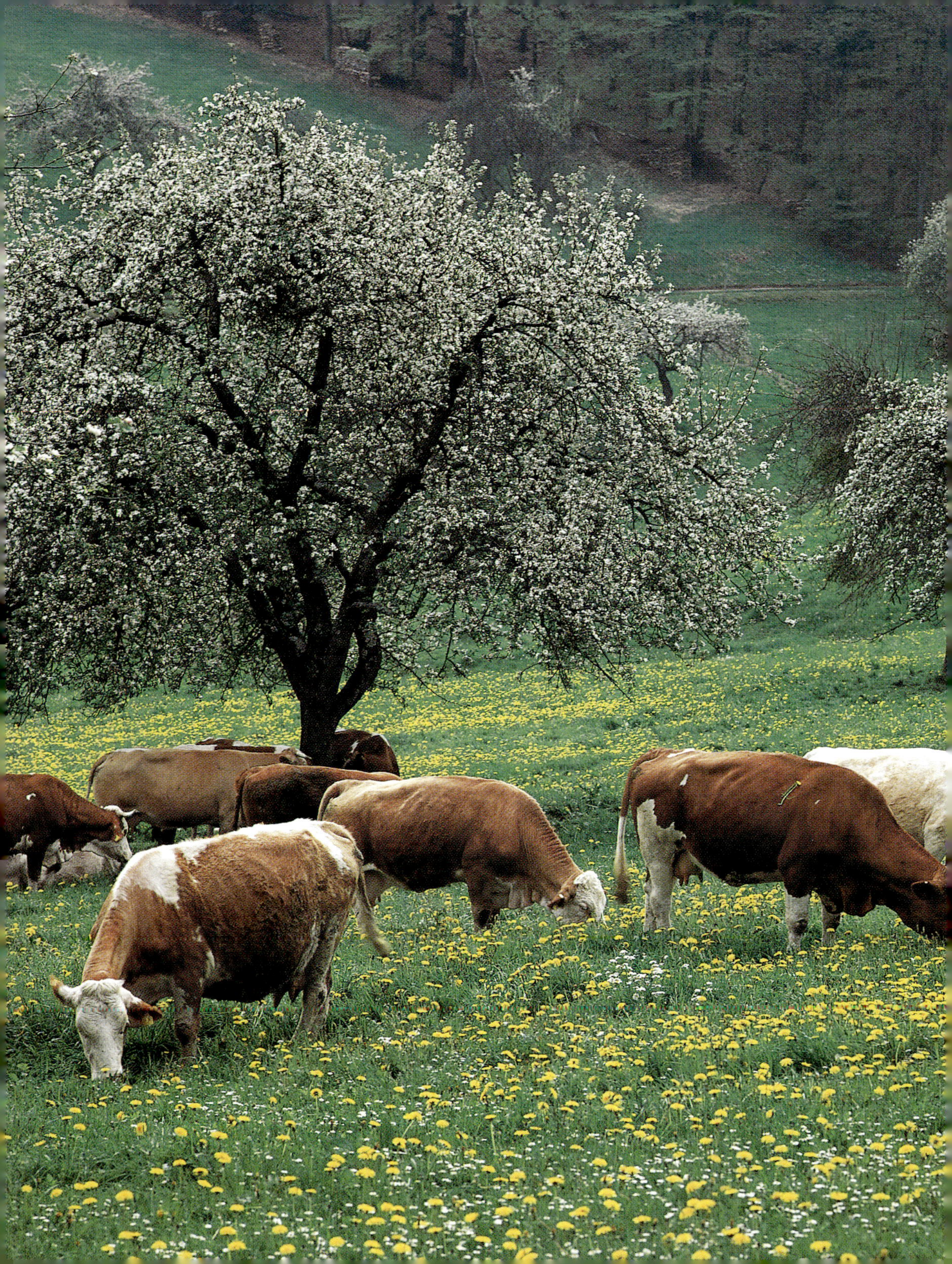

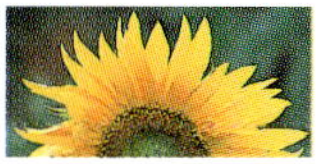

Sanfte Medizin für die Landwirtschaft

Markus Schmidlin

In der Schweiz hat sich Biplantol® zuerst in der Landwirtschaft durchgesetzt. Bereits Ende der 80er Jahre regten die Biplantol®-Pioniere in der Schweiz, Rudolf Moser und Reinhard Schmidlin an, für die **Behandlung von Gülle** eine Biplantol®-Variante zu entwickeln, welche eines der Hauptprobleme, dem sich die Landwirte gegenüber sahen, anpackte: die Geruchsbelästigung. Innerhalb kürzester Zeit gelang es Konrad Würthle, mit Biplantol®*plus* ein Präparat herzustellen, das der Gülle beigemischt eine Reihe erfreulicher Wirkungen zeigte. Ein Liter des homöopathischen Wirkstoffkomplexes genügte, um 10 m^3 (10 000 Liter) Gülle zu behandeln.

Die Wirkungen waren so verblüffend mager, wie willkommen: Die Ammoniakverluste (Stickstoff) konnten stark reduziert werden. Dadurch nahm auch die Geruchsbelästigung ab, was die Menschen in dichtbesiedelten Gebieten aufatmen ließ. Die Gülle verflüssigte sich Dank der schnelleren Verrottung, Schwimmschichten lösten sich auf und die Schwemmkanäle ließen sich mühelos entleeren.

Biplantol®-Pionier Schmidlin erinnert sich in einem Artikel an einen erstaunlichen Zwischenfall: »Im Frühling 1992 erhielt ich einen sehr interessanten Telefonanruf. Ein Landwirt aus einem kleinen Weiler in der Nähe von Bern schilderte, wie er morgens seinen Stall betreten und entdeckt hatte, dass in der Nacht eine seiner Kühe gekalbt hatte. Das war nichts Ungewöhnliches. Seltsam war allerdings, dass das neugeborene, vermutlich vier Stunden alte Kälbchen nicht zu finden war. Kälberklau?

Während der weiteren Suche hatte der Landwirt ein Geräusch aus dem Güllekasten gehört und tatsächlich dort das Tier gefunden, wie es bis zum Bauch in der homöopathisch behandelten Gülle stand. Es war offensichtlich durch seine noch unsicheren Aufstehversuche über den glitschigen Stallboden und den nicht ganz geschlossenen Schieber in den Kasten gerutscht. Mit einem Seil um seinen Körper konnte das Kälbchen in Sicherheit gebracht werden. Noch eine kräftige Wäsche und Trocknung, und kurze Zeit später sprang das Neugeborene gesund und munter im Stall herum.

Erst beim Mittagessen fragte sich der Bauer, warum das Kälbchen, das doch einige Stunden in der gasgefüllten Grube ausgeharrt hatte, mit dem Leben davongekommen sei. Das war dann auch der Grund seines Anrufes bei mir.«

Spätere Messungen ergaben, dass Biplantol®-Gülle bis zu 90% weniger Schadgase (Ammoniak, Kohlendioxid, Schwefelwasserstoff) an die Umwelt abgibt als nicht behandelte Gülle!

So wirkungsvoll das Produkt auf Anhieb war, so mühsam gestaltete sich die Einführung in der Landwirtschaft. Der Gang durch die Institutionen und der Kampf gegen die Skepsis auf allen Ebenen konnte beginnen. Biplantol® passte zur damaligen Zeit in keine Produktekategorie, Homöopathie war allenfalls in der Humanmedizin ein Thema und der Glaube daran, dass nur hochtechnologische Maschinen und Verfahren zur Lösung von bestehenden Problemen taugen, sorgten dafür, dass die Geduld und der Glaube an eine erfolgreiche Markteinführung und nicht zuletzt die Motivation der Biplantol® Pioniere (und Geldgeber) auf eine harte Probe gestellt wurden.

Nachdem zuerst jahrelang mit provisorischen Verkaufsbewilligungen, vielen Auflagen und Vorbehalten die Zahl der Anwender ständig vergrößert werden konnte, dauerte es bis 1995, als die zuständige Forschungsanstalt Biplantol® homologierte und auf die Forderung verzichtete, dass jede angepriesene Wirkung wissenschaftlich und statistisch signifikant bewiesen werden musste.

Ein großer Teil der Skepsis und Ablehnung war darauf zurück zu führen, dass Biplantol® völlig unspektakulär daherkam: flüssig, geruchs-, geschmack- und farblos, »das kann doch nicht sein, dass all die beschriebenen Wirkungen mit so einem Wässerchen herbeigeführt werden können!« Hinzu kam, dass Versuche, welche unter Laborbedingungen durchgeführt wurden, selten zu den glei-

Konrad Würthle erklärt die Funktionsweise von Biplantol®*plus* wie folgt

- Die Aktivierung der gülle- und misteigenen Mikroorganismen, die am Rotteprozess beteiligt sind, wird schneller erzielt.
- Die Nährstoffe sind durch die vorgezogene Mineralisierung schneller pflanzenverfügbar.
- Die Stickstoffverbindungen werden über Bakterienfunktionen biochemisch gebunden und sind so größtenteils vor einer vorzeitigen Auswaschung aus dem Boden geschützt.
- Ebenso wird das Entstehen des flüchtigen Ammoniaks stark reduziert.

chen Resultaten führten, wie sie auf den Praxisbetrieben erzielt wurden.

Fortschritt durch Biolandbau

1997 wurde Biplantol® von der Forschungsanstalt für biologischen Landbau für die biologische Landwirtschaft zugelassen.

Die Landwirtschaft, welche sich nicht nur in der Schweiz in einem radikalen Umbruch befindet, sortierte ihre Ziele neu.

Jahrzehntelang wurden von Schulen und Behörden und vor allem von der Agrochemie quantitative Ziele gefordert und gefördert. Endlich hat sich die Einsicht durchgesetzt, dass auch der sorgsame Umgang mit Böden und Gewässern und die Qualität der erzeugten Produkte Ziele sind, die anzustreben sich lohnt.

Der Biplantol-Bauer merkt bald, dass er mit der Behandlung seiner Gülle und dem Mist einen besseren Dünger produziert, der auf seinen Äckern eine Wirkung zeigt. Die Gülle verätzt beim Ausbringen weder Pflanzen noch Böden. Die wichtigen Bodelebewesen werden dadurch geschont. Ein häufig beobachtetes Bild von durch »Normalgülle« vergiftete Regenwürmer, welche tausendfach nach dem Güllen an die Erdoberfläche kommen und dort verenden, kann verhindert werden.

Viele Hobby-Tierhalter sehen sich einem Problem gegenüber: ob Pferde, Schafe oder Hühner, alle Tiere produzieren Mist. Dank Biplantol® verrottet der Mist merklich schneller, üble Gerüche werden weitgehend vermieden und der Mist wird als wertvoller Dünger geschätzt.

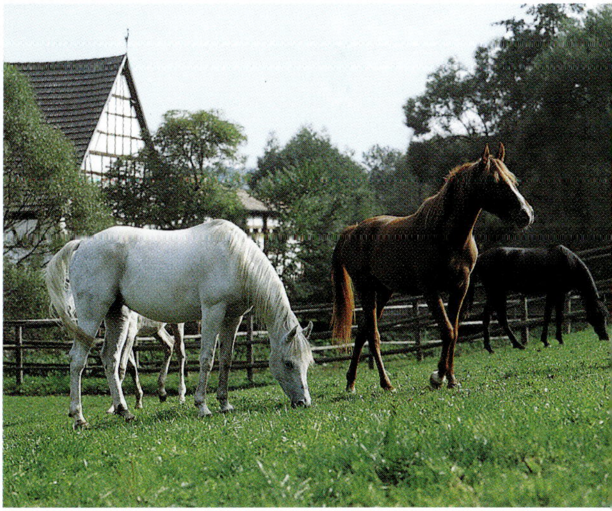

Auch Pferdemist mit seinem hohen Strohanteil verliert mit Biplantol® rasch an Volumen.

Die Bodenqualität kann bereits nach wenigen Jahren merklich gesteigert werden, besserer Wasserhaushalt (erhöhte Speicherkapazität nach Gewittern, längere Befeuchtung bei Trockenperioden), vitalere Böden durch besser Pflanzen verfügbare Nährstoffe und krümeligere Böden sind gut beobachtbare Veränderungen.

Verfütterung von Biplantol®

Ein findiger Schweinemäster hat bereits 1992 im Wissen, dass Biplantol® nur Mineralien und Spurenelemente natürlichen Ursprungs enthält, damit experimentiert, das Produkt nicht in die Gülle zu geben, sondern direkt den Tieren in die Futtersuppe zu verabreichen. Die Qualität der Gülle blieb unverändert hoch und die Wirkung auf die Tiere kann am einfachsten mit einem natürlichen Stärkungsmittel verglichen werden.

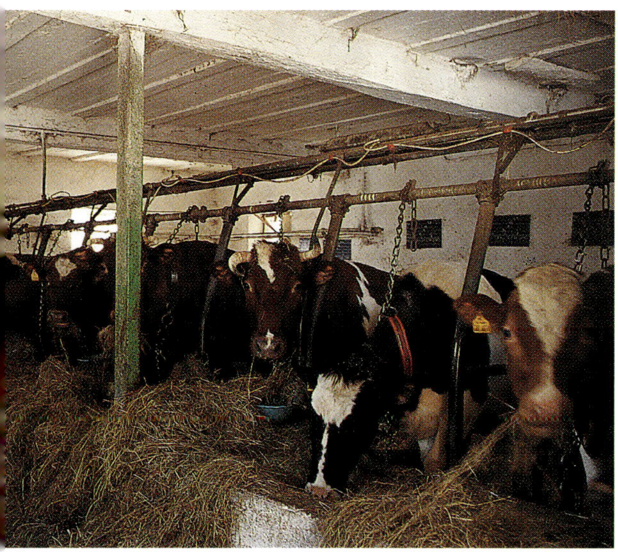

Nach und nach haben sich diese Erkenntnisse herumgesprochen, andere Landwirte hatten zudem gute Erfahrungen auch bei Rindern, Hühnern, Pferden und Schafen gemacht.

Im Jahr 2000 gelang es, Biplantol® als Ergänzungsfuttermittel zugelassen zu bekommen. Dies führte dazu, dass immer mehr Betriebe Biplantol® mit einem Dosiergerät an die Wasserversorgung anschließen, sodass alle Tiere Biplantol® über das Tränkewasser aufnehmen. Ein angenehmer Nebeneffekt wurde zuerst von Hühnermästern beobachtet.

Das Biplantol® angereicherte Wasser wird offensichtlich weicher. Nur so ist es zu erklären, dass Tränkenippel, welche normalerweise periodisch wegen Verkalkung undicht werden, praktisch wartungsfrei wurden und somit nicht mehr entkalkt werden müssen. Dieser Effekt ist übrigens auch im Luftbefeuchter zu beobachten, der Kalk setzt sich nicht am Gerät fest sondern, schwimmt obenauf.

Die effizienteste Methode, Biplantol® einzusetzen: Dosierung ins Tränkewasser.

Fazit und Ausblick

In den fast zwanzig Jahren hat sich Biplantol® einen festen Platz bei einigen Tausend Schweizer Landwirten erobert. Es ist für sie eine glaubwürdige Alternative zu den von der Agrochemie und leider zum Teil immer noch von den Landwirtschaftsschulen gepredigten Methoden.

Ein Versuch, der über 20 Jahre die konventionelle Praxis mit dem biologischen Landbau vergleicht, kommt in ihrem Bericht vom 30.5.2002 zu einer eindrücklichen Kernaussage: »Der Versuch zeigt die erstaunlich hohe Effizienz der biologischen Pflanzenproduktion auf: Bei rund 50 % weniger Aufwand an Dünger und Energie und bei 97 % weniger Pestizideinsatz lagen die Anbauerträge über 21 Jahre im Durchschnitt nur um 20 % niedriger.

Eine weitere Aussage kann der DOK-Versuch zur Bodenfruchtbarkeit machen. Sie wird durch die biologische Bewirtschaftung deutlich gefördert. Bodenmikroorganismen, Regenwürmer und Laufkäfer sind in den Bioparzellen doppelt so häufig anzutreffen. Ein biologisch aktiver Boden trägt dazu bei, dass die biologischen Anbausysteme bei geringerem Aufwand an nicht erneuerbaren Ressourcen beachtliche Erträge erzielen und der Boden fruchtbarer und besser strukturiert ist.

Doch nicht nur die Aktivität der Bodenlebewesen war in den Bioparzellen höher, sondern auch die Artenvielfalt der Mikroorganismen, Unkräuter und Laufkäfer.

Damit hilft der Biolandbau, die Biodiversität trotz landwirtschaftlicher Nutzung des Landes auf hohem Niveau zu halten. Die aktiven, vielseitigen Gemeinschaften von Mikroorganismen bewirkten im Boden eine effiziente Nutzung organischer Kohlenstoffquellen.«
(Quelle: www.fibl.ch, Forschungsinstitut für biologischen Landbau, CH-5070 Frick).

Der nachhaltige Umgang mit den begrenzten natürlichen Ressourcen wird mehr und mehr eine Grundvoraussetzung für erfolgreiche Landwirtschaft werden. Biplantol® kann bei diesem Umdenk- und Umkehrprozess einen kleinen Beitrag leisten.

Biplantol® trägt dazu bei, dass die Feldfrüchte weniger krankheitsanfällig werden.

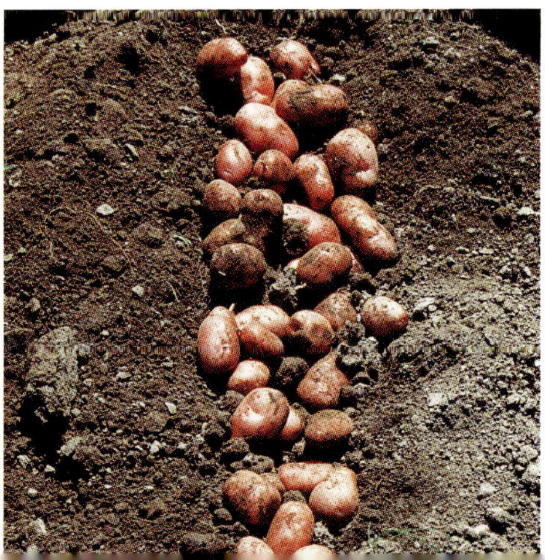

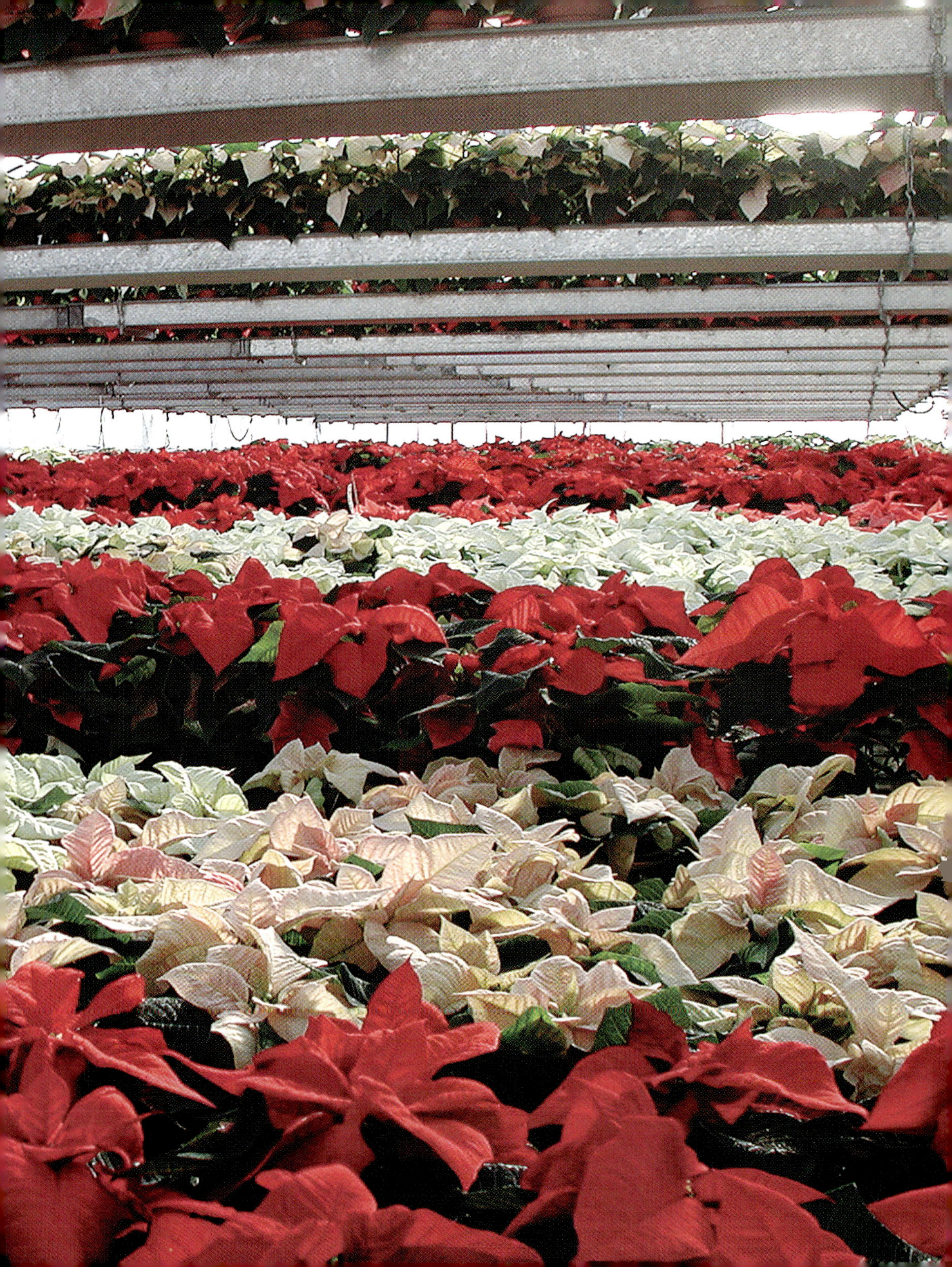

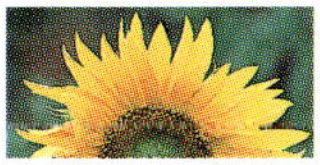

Wissenschaftliche Untersuchungen zur Pflanzenhomöopathie

Prof. Dr. Arnim Bechmann

Am Institut für ökologische Zukunftsperspektiven gehen wir seit zehn Jahren der Frage nach, ob unkonventionelle Mittel, Verfahren oder Geräte, wie z. B. homöopathische Mittel, speziell aufbereitete Gesteinsmehle, Orgongeräte oder radionische Verfahren, geeignet sind, geschädigte Pflanzen oder Ökosysteme zu revitalisieren.

In diesem Zusammenhang führen wir seit einigen Jahren Versuche zur Revitalisierung von Waldbäumen durch, bei denen u.a. auch der Wirkstoffkomplex Biplantol® eingesetzt wird.

Tests mit homöopathischen Pflanzenstärkungsmitteln

Nach Angaben des Erfinders, Konrad Würthle, ist Biplantol® ein homöopathisches Mittel. Es wird in einem Prozess der Verdünnung und Potenzierung aus einer Ausgangstinktur von Wirksubstanzen gewonnen. Hergestellt wird es aus einem Stoffgemisch, das in seiner Urtinktur Mineralien zur Unterstützung von Stoffwechselprozessen, Uronsäuren zur Entgiftung, Humusbestandteile zum Anstoß der Nährstoffaufnahme/Revitalisierung und zur Regeneration sowie Germanium zur Revitalisierung enthält.

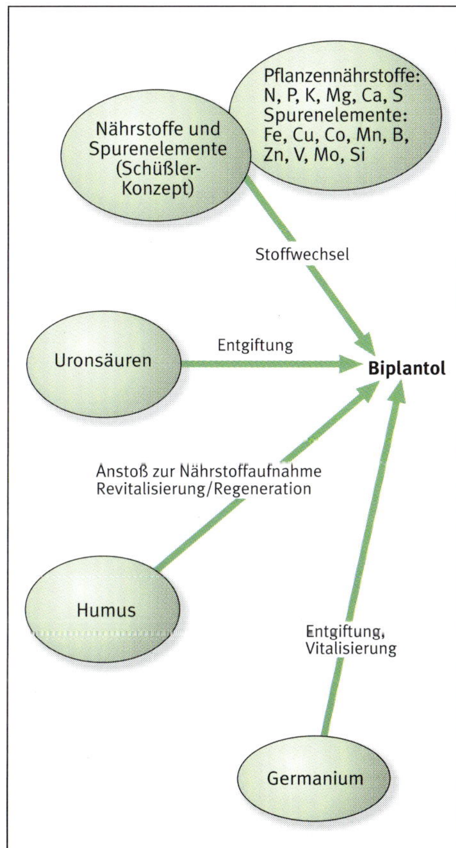

Das Konstruktionsprinzip von Biplantol®

Folgende Experimente haben wir mit dem homöopathischen Wirkstoffkomplex durchgeführt:

- Tests, ob und inwieweit geschädigte Waldbäume mit homöopathischen Mitteln revitalisiert werden können
- Laborexperimente mit Keimlingen, in denen geprüft wurde, ob Biplantol® eindeutige Wirkungen erzielt
- Die Sammlung von Erfahrungen mit der Anwendung von Homöopathie im Alltag (an Garten- und Topfpflanzen).

Luftbild zu den Versuchsflächen mit Waldbäumen im Deister.

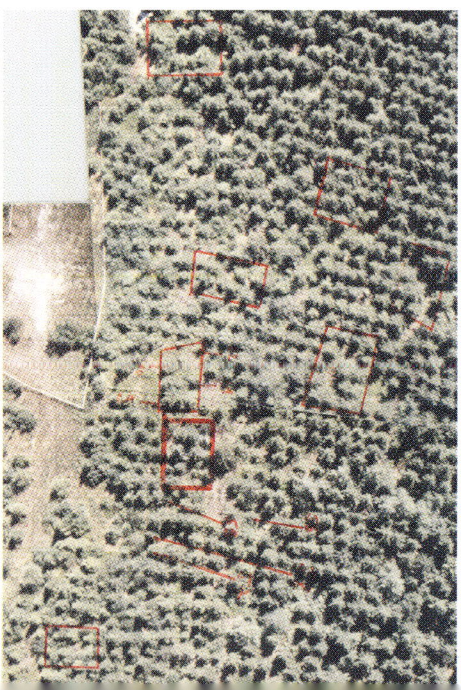

Behandlung von Waldbäumen

In dem 1986 begonnen Projekt des Instituts für ökologische Zukunftsperspektiven »Test von unkonventionellen Mitteln und Verfahren zur Stärkung der Vitalität von Waldbäumen« wurde der homöopathische Wirkstoffkomplex Biplantol® auf drei Versuchsflächen im Deister bei Hannover eingesetzt. Wir behandelten insgesamt 15 Bäume mit dem Mittel. Demgegenüber standen 28 Vergleichsbäume.

Die Behandlung haben wir 1987 erstmals durchgeführt und bis 1996 regelmäßig wiederholt. Die Bäume wurden jährlich nach der Waldschadenskartierung und mit Hilfe ausführlicher Baumprotokolle hinsichtlich ihres »Vitalitäts-/Gesundheitszustandes« erfasst.

Die folgenden pauschalisierten Auswertungsergebnisse beziehen sich auf die Einstufung nach der Waldschadenskartierung. Für die Untersuchungsjahre 1987–1994 wurde ein durchschnittlicher Entwicklungstrend für die behandelten sowie für die unbehandelten Bäume pro Versuchsfläche geschätzt.

Die Wirkung von Biplantol® auf den Versuchsflächen variierte in Abhängigkeit vom Alter der behandelten Bäume. Insgesamt reagierten junge Bäume stärker als ältere.

Insgesamt ergab sich in unserer Auswertung folgendes Bild

- Auf der **Versuchsfläche 1** (alte Buchen) tendierten sowohl die behandelten als auch die unbehandelten Bäume zu einer Verschlechterung. Das Ausmaß der Schädigung war bei beiden Baumgruppen in etwa gleich.
- Auf der **Versuchsfläche 2** (junge Fichten) hat sich der Vitalitätszustand der Vergleichsbäume ebenfalls verschlechtert. Die mit Homöopathie behandelten Fichten zeigen jedoch eine Verbesserung ihres Vitalitätszustandes.
- Auf der **Versuchsfläche 3** (junge Buchen) verbesserte sich sowohl die Vitalität der Vergleichsbäume als auch die der »Biplantol®«-Bäume. Das Ausmaß der Verbesserung war bei den »Biplantol®«-Bäumen allerdings geringfügig größer als bei den Vergleichsbäumen.
- Für die **Gesamtheit** der Vergleichsbäume konnten wir eindeutig eine Tendenz zur Verschlechterung feststellen. Für die »Biplantol®«-Bäume glichen sich interne Verbesserungs- und Verschlechterungstendenzen fast völlig aus. Damit läßt sich eine positive Wirkung vermuten.

Insofern die vorliegenden Daten und die benutzte Auswertungstechnik repräsentativ sind, können wir von einer positiven, die Revitalisierung von Bäumen stärkenden Wirksamkeit des homöopathischen Wirkstoffkomplexes ausgehen.

Keimlingstests

Die Experimente mit Biplantol® an Waldbäumen wurden als Vor-Ort-Versuch, d.h. im Wald und somit in einem insgesamt nicht zu kontrollierenden System durchgeführt. Nachdem eine positive Wirkung anzunehmen war, haben wir am Institut für ökologische Zukunftsperspektiven zwischen 1996 und 1997 einfache, gut kontrollierbare Laborversuche als Ergänzung durchgeführt. Dafür wählten wir einen Keimlingstest mit Weizen.

Homöopatisch behandelte Weizenkeimlinge besitzen eine erkennbar höhere Wachstumsleistung.

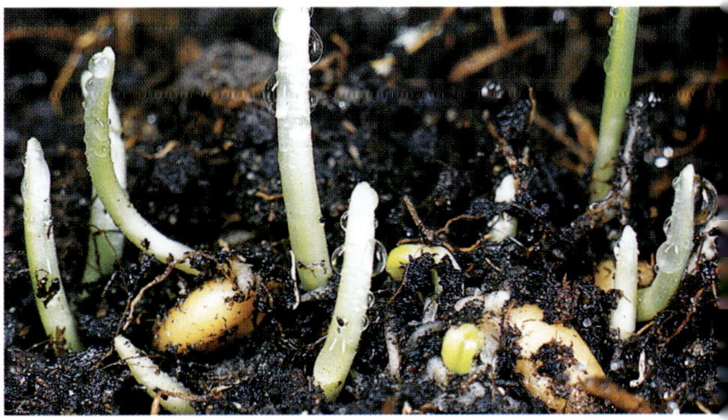

Die Weizenkeimlinge wurden in geschlossenen Plastikcontainern gezogen, die darüber hinaus mit Alufolie abgedunkelt wurden. Containern mit homöopathisch behandelten Keimlingen haben wir unbehandelte Vergleichscontainer gegenübergestellt. Die Auswertung erfolgte zehn bzw. vierzehn Tage nach Beginn des Keimungsprozesses. Die Versuchspflanzen – etwa 300 pro Container – wurden einzeln entnommen und vermessen. Für die Auswertung haben wir verschiedene Indikatoren gewählt,

An Weizenkeimlingen als gut auswertbaren Versuchspflanzen wurde die Wirkung des homöopathischen Stärkungsmittels getestet.

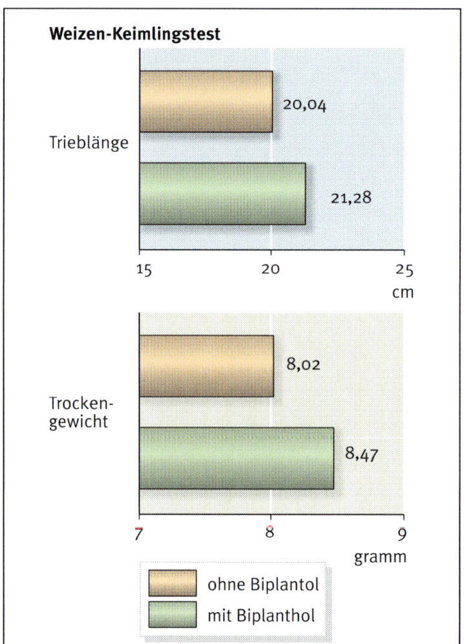

wobei aber das Längenwachstum der ausschlaggebende Indikator für den Versuch war.

Da sich die Keimung im Dunkeln und in einem abgeschlossenen Container vollzog, standen die Weizenkeimlinge von Anfang an unter biologischem »Stress«. Damit wollten wir die Hypothese überprüfen, ob Keimlinge, die mit homöopathischen Mitteln behandelt worden waren, unter Stress eine vitalere Entwicklung nehmen würden als unbehandelte Keimlinge.

Die **Ergebnisse der Keimlingstests** waren überraschend klar und eindeutig.

Insgesamt wurden neun Versuche dieser Art zu fünf verschiedenen Zeitpunkten durchgeführt. Nur eine der Versuchsserien zeigt ein abweichendes Bild. Für diese Serie ist allerdings aus anderen Gründen anzunehmen, dass es sich um einen »irregulären« Versuch handelt.

Hinsichtlich des optischen Gesamteindruckes zeigten in allen Versuchsgruppen die mit Biplantol® behandelten Container eindeutig ein vitaleres Erscheinungsbild.

Die Ergebnisse der Keimlingsvermessung sind in der Grafik links zusammengestellt. Aus ihr ist gut zu erkennen, dass die »Biplantol®«-Keimlinge im

Das vitalere Erscheinungsbild der behandelten Keimlinge zeigte sich

- In einer auch mit bloßem Auge gut erkennbaren höheren Wachstumsleistung
- Darin, dass die Weizenkeimlinge im Durchschnitt eine etwas grünere Farbe als die Vergleichskeimlinge hatten
- Darin, dass die mit Homöopathie behandelten Keimlinge im Durchschnitt aufrechter standen als die unbehandelten Keimlinge.

Durchschnitt um ca. 5–10% länger waren als die unbehandelten Keimlinge. Hinsichtlich der Wurzelbildung war weder eine solche Tendenz noch ein quantitativ sichtbarer Unterschied zu erkennen.

Zusätzlich zu den Weizenkeimlings-Tests haben wir Tests mit Erbsen und Bohnen durchgeführt. Auch hier sahen die behandelten Pflanzen vitaler aus. Im Gegensatz zum Weizen wiesen jedoch die Wurzeln ein erhöhtes Wachstum auf.

Der Keimlingstest ist ein sehr gebräuchliches und im Hinblick auf äußere Einflussfaktoren gut kontrollierbares Laborexperiment. Unsere bisherigen Versuchsläufe führten zu einem sehr deutlichen Ergebnis: Mit Biplantol® behandelte Keimlinge wiesen für die Versuchszeiträume eine höhere Vitalität in Bezug auf ihr Wachstum und ihr Erscheinungsbild auf.

Wollte man dieses Ergebnis jedoch »zweifelsfrei« sichern, so müssten die Versuche in größerer Serie und unter variierenden Bedingungen wiederholt werden.

Beobachtungen an Topfpflanzen und Gartengewächsen

Neben den wissenschaftlichen Versuchen haben wir auch im Alltag, insbesondere bei Topfpflanzen und Gartengewächsen, mit homöopathischen

Behandelte Weihnachtssterne Sommer 1997 nach vier Wochen Hitze ohne Wasserzugaben.

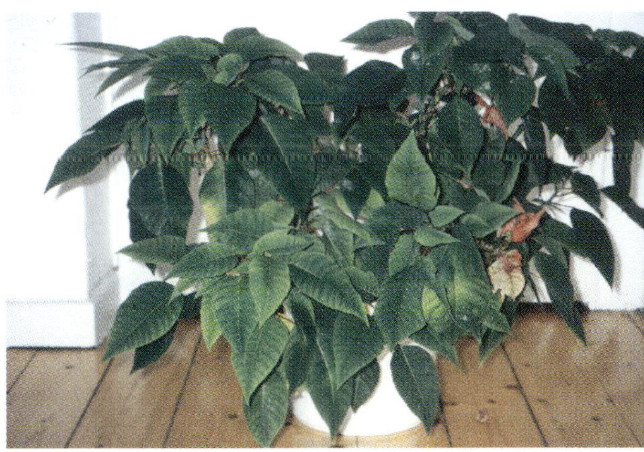

Pflanzenstärkungsmitteln experimentiert. Die Beobachtungen wurden nicht systematisch, sondern punktuell durchgeführt und soweit wie möglich per Foto dokumentiert. Als Vergleichssituationen wurden die Erfahrungen der Experimentatoren mit Pflanzen ohne homöopathische Behandlung gewählt. Darüber hinaus haben wir geschätzt, was für die jeweilige Pflanze typisch ist, erwartet werden kann oder möglich ist.

Die folgenden Eindrücke haben im wissenschaftlichen Sinn keinen Beweischarakter, aber sie geben Erfahrungen unter Alltagsbedingungen wieder, die für eine private Anwendung nützlich sein können.

Die gewonnenen Eindrücke waren bei den in den folgenden Beispielen geschilderten Pflanzen eindeutig. Als wichtigster Effekt stellte sich heraus, dass der homöopathische Wirkstoffkomplex Biplantol® vor allem das vegetative Wachstum (Längenwachstum und Blattbildung) anregt und behandelte Pflanzen eine gewisse Tendenz zur Buschigkeit aufweisen.

Das vermutlich stärkere vegetative Wachstum der homöopathisch behandelten Pflanzen kann jedoch auch Probleme entstehen lassen. So reagierte z.B. der geschilderte Apfelbaum auf eine längere Hitzeperiode, indem er deut-

Diese Behauptungen werden durch die folgenden Beispiele gestützt

- Ein Schmalblättriges Weidenröschen, das mit Biplantol® behandelt wurde, entwickelte ein Längenwachstum von etwa 3,30 m, was außerhalb aller Erwartungen für diese Pflanze liegt.
- Weihnachtssterne, die etwa neun Monate im gleichen Topf ohne Düngung und unter schwierigen Bedingungen gehalten wurden, zeig- ten eine überdurchschnittlich gute Blattentwicklung, einschließlich einer klaren Tendenz zur Buschigkeit.
- Ein mit Homöopathie behandelter Lorbeerbusch entwickelte im Vergleich zu seinem unbehandelten Nachbarstrauch ein üppiges vegetatives Wachstum und ebenfalls Tendenzen zu einer wesentlich größeren Buschigkeit.
- Zwei Apfelbäume aus derselben Baumschule, die am gleichen Standort und zur gleichen Zeit gepflanzt worden waren, zeigten nach zwei Jahren hinsichtlich ihrer Triebentwicklung und Blattfülle deutliche Unterschiede: Ein Baum war homöopathisch behandelt worden. Seine Krone war wesentlich fülliger als die des unbehandelten Baumes.

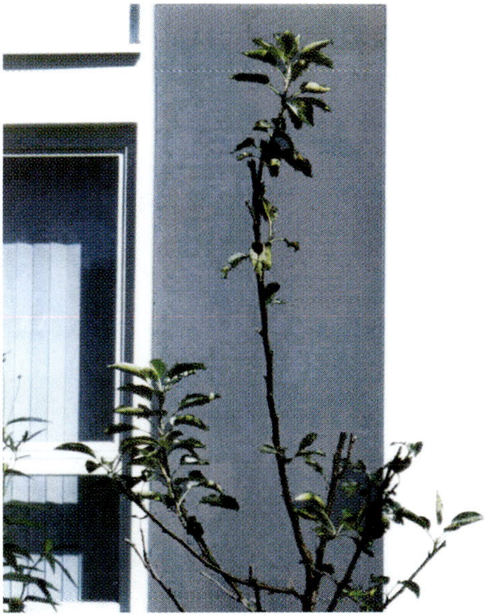

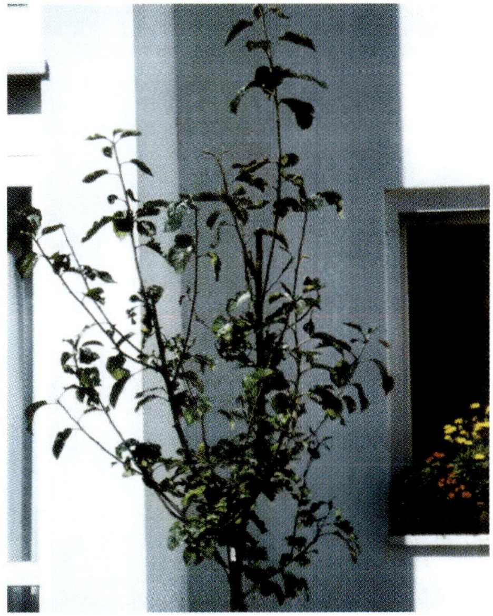

Vergleichstest: links unbehandeltes und rechts behandeltes Apfelbäumchen.

liche Verwelkungserscheinungen zeigte. Ein mit Biplantol® behandelter Holunder begann zu schießen und ging in ein für einen Holunder unübliches gestrecktes Längenwachstum über.

Diese gesamten Beobachtungen sind mehr oder weniger zufällig und wissenschaftlich nicht gesichert. Sie geben jedoch Hinweise darauf, was wissenschaftlich untersucht werden müsste. Außerdem bestärken sie die Vermutung, dass homöopathische Pflanzenstärkungsmittel grundsätzlich deutliche Wirkungen an behandelten Pflanzen hervorrufen.

Untersuchungsergebnisse

In den bisherigen Arbeiten am Institut für ökologische Zukunftsperspektiven haben wir die Wirksamkeit von homöopathischen Pflanzenstärkungsmitteln auf drei Wegen untersucht.

Alle drei Untersuchungen führen zu Ergebnissen, die auf eine vitalitätsfördernde Wirksamkeit von homöopathischen Mitteln schließen lassen. Die Versuchsergebnisse sind als Pilotergebnisse, nicht jedoch als im engeren Sinn wissenschaftlich gesicherte Resultate zu verstehen. Eine größere Gewissheit

Versuche, die mit Pflanzenstärkungsmitteln durchgeführt wurden.

- An Waldbäumen, die bislang für einen Zeitraum von sieben Jahren ausgewertet wurden
- Durch Keimlingtests
- Durch nicht-systematisierte Beobachtungen in Alltagssituationen.

könnten wir in Zukunft durch detailliertere Untersuchungen sowie durch eine größere Datenbasis gewinnen.

Wenn auch bereits – empirisch gut begründet – behauptet werden darf, dass Homöopathie auflebende Systeme vitalitätsstärkend wirkt, so bleiben dennoch die genannten Fragen offen.

Aufbauend auf den bisherigen Erfahrungen mit der Homöopathie für Pflanzen, deren Basis durch weitere Experimente verbreitert werden sollte, ist es erforderlich, nach wissenschaftlichen Erklärungen für ihre Wirksamkeit zu suchen.

Insgesamt betrachtet sind die bisherigen Versuchsergebnisse mit homöopathischen Pflanzenstärkungsmitteln auf jeden Fall als wertvoll einzustufen. Sie zeigen eine Tendenz auf und ermutigen, einen erfolgversprechenden Weg zu beschreiten, der eine sehr positive Umweltentwicklung in Gang setzen kann.

Umweltpolitisch wäre der systematische Einsatz von Biplantol® sehr wünschenswert. Hätte er doch zwei ökologisch erstrebenswerte Effekte.

Die am Institut für ökologische Zukunftsperspektiven mit Biplantol® gewonnenen Erkenntnisse und Erfahrungen ermutigen zur weiteren Erforschung und Nutzung homöopathischer Mittel für den Pflanzenanbau in der Land- und Forstwirtschaft sowie im Gartenbau. Zum einen deuten sie einen Weg der Unterstützung von Lebensprozessen an. Zum anderen scheint dieser Weg weniger risikoreich zu sein als der heute übliche Chemieeinsatz.

Noch unklar sind folgende Fragen

- Wie sich die auflebende Wirkung vollzieht
- Durch welche Mechanismen homöopathische Mittel in einen Organismus hineinwirken, sodass sein Erscheinungsbild verändert wird
- Ob homöopathische Mittel Pflanzen auch schädigen können
- Wieweit das Umfeld einer homöopathisch behandelten Pflanze von dem Mittel beeinflusst wird.

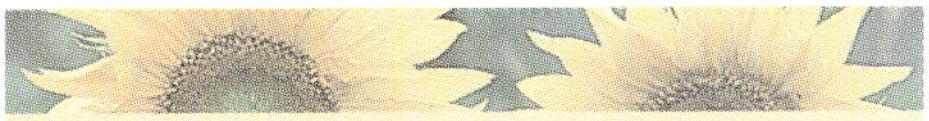

- Biplantol® hat offensichtlich eine vitalisierende Wirkung auf lebende Systeme.
- Da es sich um ein homöopathisches Mittel handelt, sind Schadstoffeinträge in Ökosysteme auszuschließen.
- Aufgrund unserer bisherigen Beschäftigung mit Biplantol® sind wir zu folgenden Einschätzungen gelangt:
- Aus wissenschaftlicher Sicht können geschädigte Waldbäume, Pflanzen und auch andere lebende Systeme durch Homöopathie revitalisiert oder zumindest gekürzt werden.
- Aus wissenschaftspolitischer Sicht bietet sich Biplantol® sowohl im Hinblick auf ein besseres Verständnis von Lebensprozessen in Ökosystemen als interessantes Forschungsobjekt an als auch in Bezug auf seine praktische Nutzbarkeit im Gartenbau, in der Landwirtschaft, im Weinbau oder in der Forstwirtschaft sowie zur Sanierung geschädigter Ökosysteme.
- Aus umweltpolitischer Sicht erfüllt Biplantol® ein ökologisches Wunschziel, da es lebensfördernd wirkt und keine Schadstoffeinträge in Ökosysteme verursacht.

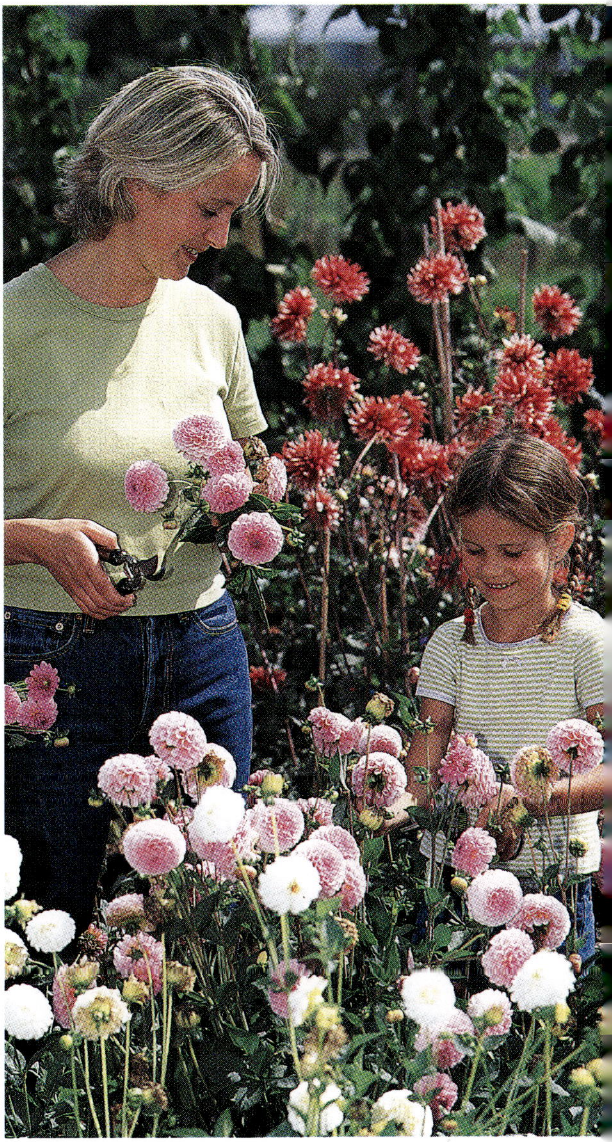

Sanfte Pflanzenpflege ohne Gift – dank Homöopathie. Dies bedeutet auch, Verantwortung für die Zukunft zu übernehmen.

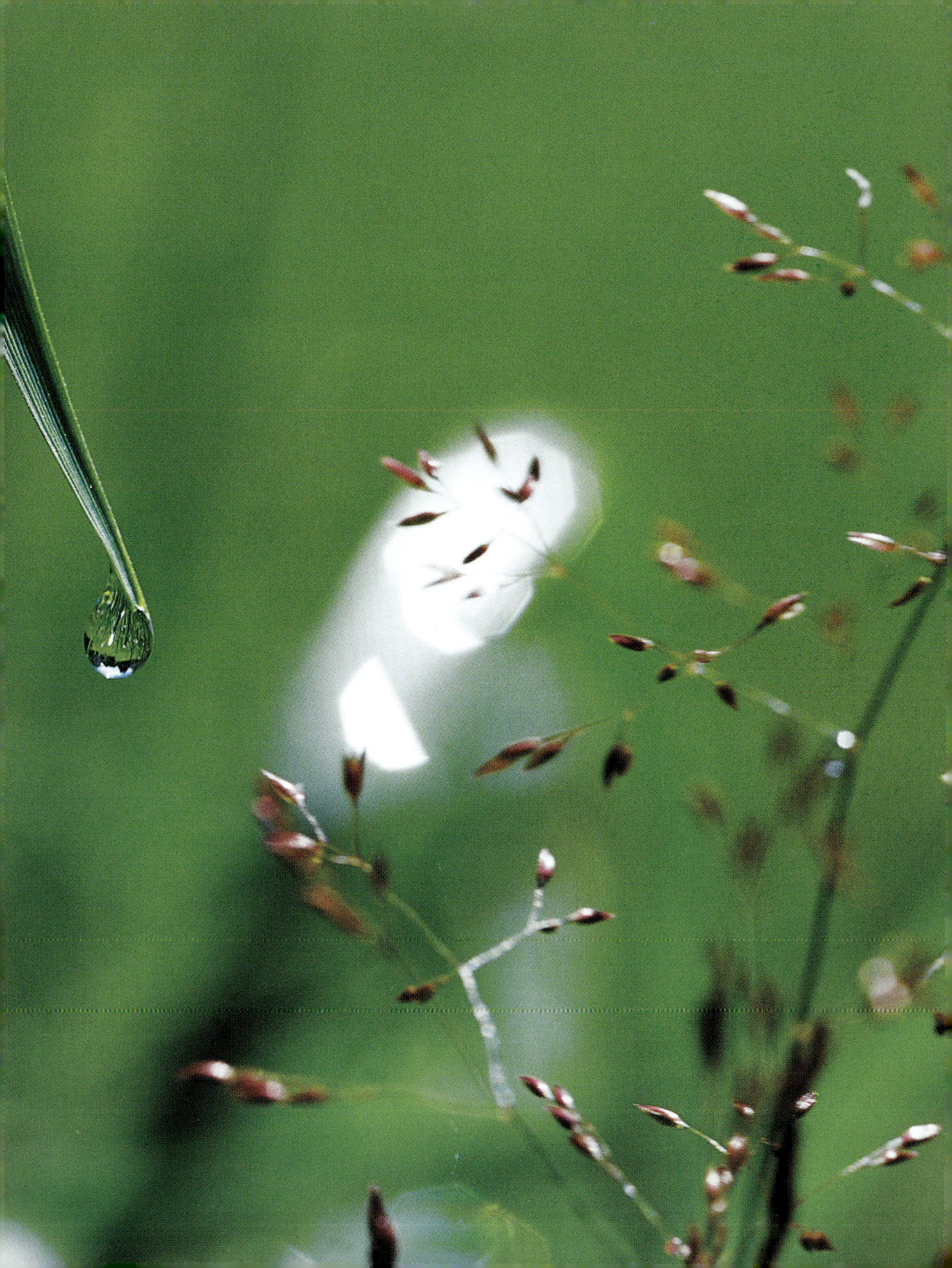

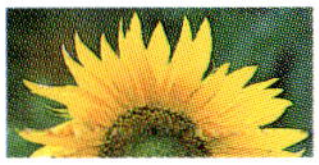

Wissenschaftliche Grundlagen zur Wirkung homöopathischer Mittel

Dr. Wolfgang Ludwig

Versuche mit verschiedenen homöopathischen Potenzen wurden u.a. von L. Kolisko an Weizenkeimen und Gladionen vorgenommen, wobei sich eine Periodizität herausstellte: abwechselnd ergab sich mit steigender Potenz eine Reduzierung des Wachstums bzw. eine Verbesserung. Die gleiche Periodizität fand C. W. Smith im Humanbereich und J. Benveniste bei Antiserum-in-vitro-Versuchen. Das Analoge ergibt sich bei Messungen der Absorption homöopathischer Lösungen im ultravioletten Licht, wie weiter unten gezeigt wird. Es ist also nicht gleichgültig, welche Potenz gewählt wird, denn auch Hochpotenzen können die gleiche ungünstige Wirkung hervorbringen wie die Urtinktur. In dem Buch Ludwig/Albrecht: »Wasser und Homöopathie. Die Bedeutung der Wasserstruktur für den Menschen und die Homöopathie« wurde die Homöopathie ausführlich erklärt. Die folgenden Ausführungen sind ein Auszug daraus:

»Zunächst muss auf die Struktur des Wassers eingegangen werden, denn in der Regel handelt es sich bei Homöopathika um wässrige Lösungen, mit denen verschiedene Messungen möglich sind, was bei festen Verreibungen leider nicht der Fall ist. Bei Dilutionen ist der Mechanismus heute weitgehend geklärt, bei Verreibungen jedoch noch nicht. Wir beschränken uns daher auf wasserhaltige Substanzen.

Das Wasser-Einzelmolekül (H_2O) besteht aus einem Sauerstoffatom und zwei Wasserstoffatomen. Sauerstoff besitzt in seiner äußeren Elektronen-Schale (Valenzschale genannt) sechs Elektronen; in diese Schale passen laut Erkenntnissen der Quantenphysik jedoch acht Elektronen, d.h. Sauerstoff kann noch zwei Elektronen aufnehmen, ist somit ein Elektronen-Akzeptor und wird damit zweifach negativ geladen (Ionen-Bildung; Sauerstoff ist daher zweiwertig). In der Medizin sind die dabei entstehenden freien Radikale zur Genüge bekannt.

Wasserstoff (Hydrogenium H) hat in seiner einzigen Elektronenschale nur ein Elektron, das es leicht abgeben kann, ist also ein Elektronen-Donator und einwertig. Wasserstoff ist somit ein Reduktionsmittel und wird in Verbindung mit größeren Molekülen als Radikalfänger in der Medizin eingesetzt. Sauerstoff (Oxygenium O) ist im Wasser über zwei bindende Elektronen-Paare mit zwei Wasserstoff-Atomen verbunden. Die Elektronenladung ist in Richtung Sauerstoff verschoben, sodass O zweifach negativ wird und die beiden H-Atome je einfach positiv werden.«

Die Clusterstruktur des Wassers

Nun ist es bekannt, dass flüssiges und festes Wasser, sowie auch Wasserdampf (H_2O) nicht aus Einzelmolekülen besteht (erst oberhalb von 400 °C wäre das der Fall).

Die Tabelle unten zeigt die so genannte Anomalie des flüssigen Wassers:

Der Ist-Zustand ist dem Soll-Zustand gegenüber gestellt, der vorhanden wäre, wenn Wasser aus Einzel-Molekülen bestünde. Aus den Abweichungen vom Soll-Zustand läßt sich berechnen, dass im Wasser bei normaler Umgebungs-Temperatur etwa 400 Einzel-Moleküle zu Haufen (englisch: Cluster) vernetzt sind, also Großmoleküle bilden. In der Chemie spricht man von assoziierten oder auch polymer vernetzten Molekülen. Eine Spalte des periodischen Systems der Elemente wird »homologe Reihe« genannt, da die chemischen Verbindungen aller dieser Atome ähnliche Eigenschaften haben; allerdings steigen in der Regel Siede- und Schmelzpunkt mit zunehmender Atomgröße (also nach unten in jeder Spalte) an. Dies ist in der Abbildung Seite 107 oben dargestellt.

Anomalien des Wassers

Meßgröße	Ist (bei Clustern)	Soll bei Einzelmolekül
kritischer Punkt	374 °C	60 °C
Siedepunkt	100 °C	– 80 °C
Schmelzpunkt	0 °C	– 100 °C
Verdampfungswärme	9,7 kcal/mol	4,0 kcal/mol
spezifische Wärme	18 cal/Grad und mol	9 cal/Grad und mol
Verdampfungsentropie	26 Cal/Grad und mol	19 Cal/Grad und mol
spezifisches Gewicht	1g/ml bei 4 °C	0,5g/ml abfallend mit Temp.
Molvolumen	18 ml/mol	40 ml/mol
Gefrier-Volumenänderung	+ 1,62 ml/mol	– 1,5 ml/mol
Viskosität	1,7 c-poise	0,2 c-poise
Oberflächensp	75 dyn/cm	7 dyn/cm

In dieser Aufstellung sind verschiedene Verbindungen von Wasserstoff in homologen Reihen aufgeschrieben und rechts die Siedepunkte dazu ausgegeben, wobei die Verbindungen von Wasserstoff mit Halogenen, mit der Sauerstoff-Reihe und mit der Stickstoff-Reihe mit dem kleinsten Atom (in der jeweiligen ersten Zeile) »aus der Reihe tanzen«. Auch hieraus kann man ableiten, dass diese Verbindungen größer sind, als wenn sie nur aus Einzelmolekülen bestünden.

	Substanz (Verbindung mit H)	Siedepunkt (steigt normalerweise mit der Molekül-Masse)	
Fluorwasserstoff	$(HF)_n$	293° K	!
	HCl	188° K	
	HBr	207° K	
	HJ	238° K	
Wasser	$(H_2O)_n$	373° K	!
	H_2S	214° K	
	H_2Se	232° K	
	H_2Te	271° K	
Ammoniak	$(H_3N)_n$	240° K	!
	H_3P	186° K	
	H_3As	218° K	
	H_3Sb	256° K	
Methan	H_4C	112° K	
	H_4Si	161° K	
	H_4Ge	185° K	
	H_4Sn	221° K	

Die Anomalien des Wassers am Beispiel homologer Reihen

Die Eigenresonanzen des Wassers

Bei normaler Umgebungs-Temperatur sind die Atome nicht in Ruhe, sondern führen ständig Schwingungen aus, die man in der Spektroskopie (d.h. der Zerlegung komplexer Schwingungen in Einzel-Schwingungen) zur Struktur-Aufklärung ausnutzt. Da die Atome im Molekül Ionen sind, wie oben erwähnt, also elektrische Ladungen tragen, sendet jedes schwingende Atom und Molekül elektromagnetische Wellen aus, wie von jeder Antenne her bekannt, in der Elektronen schwingen (die Energie dazu kommt aus der Umgebungswärme). Die Abbildung rechts erklärt, dass schon das einfache Wasser-Einzelmolekül ständig eine Vielzahl von Schwingungen ausführt und in einem breiten Frequenzbereich elektromagnetische Signale in die Umgebung abgibt.

Schwingungen eines Wasser-Moleküls

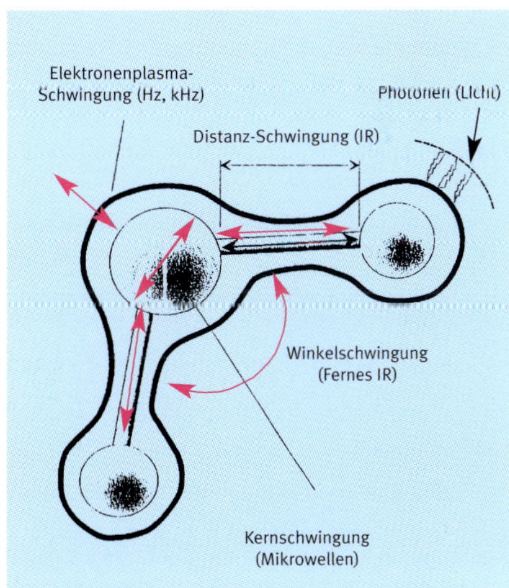

Der Atomkern führt, sofern er mehrere Protonen und Neutronen enthält, Schwingungen im Mikrowellenbereich aus. Die Elektronenhülle schwingt mit sehr tiefen Frequenzen im Hertz- bis Kilohertz-Bereich. Dies konnte man vor einigen Jahren in der Fernseh-Sendung »Unser Kosmos« von dem amerikanischen Astrophysiker Carl Sagan sehr schön sehen: In der 9. Folge dieser Sendereihe wurden mittels Elektronen-Mikroskop 100-Millionen-fach vergrößerte Uran-Atome gezeigt, die man deutlich in rhythmischer Pulsation erleben konnte.

Der Abstand zwischen Sauerstoff und Wasserstoff schwingt im Infrarot-Gebiet, und der Winkel, welchen die Verbindungslinien der beiden Wasserstoff-Ionen mit Sauerstoff bilden, schwingt im fernen Infrarot (zwischen Infrarot und Mikrowellen). Schließlich werden durch

Das Zwei-Phasen-Modell von $(H_2O)_n$

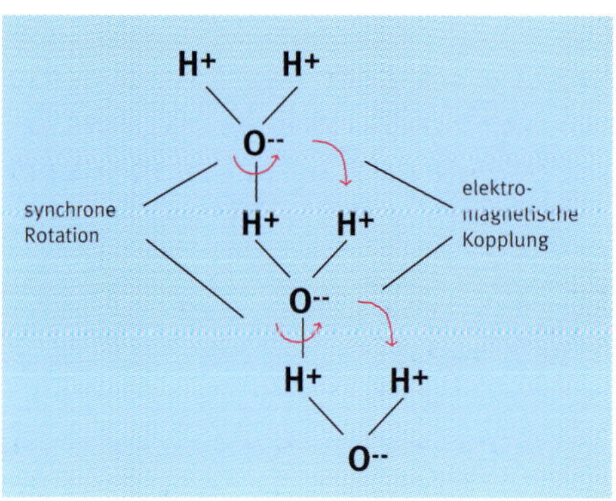

das Tageslicht ständig Elektronen der Valenzschale in einen höheren Energiezustand angeregt und kehren spontan innerhalb von einer Zehnmillionstel Sekunde in den Grundzustand zurück unter Aussendung eines Lichtquants (eines Photons). Dies ist die höchste Frequenz, die Wasser beinhaltet (etwa 10^{15} Hz). Das Wasser-Einzelmolekül schwingt also in einem sehr großen Frequenzbereich. Noch mehr Frequenzen finden sich nun in den vernetzten Wasser-Clustern.

Wie die Abbildung unten zeigt, ziehen sich Wasser-Einzelmoleküle an, da sie ja einen so genannten »Dipol« bilden: Das Molekül ist nur nach außen neutral, hat aber von der Nähe aus betrachtet eine negative Seite (nämlich die des Sauerstoffs) und eine positive (die des Wasserstoffs).

In der Abbildung ist auch angedeutet, dass die Moleküle um die »Wasserstoff-Brücken-Bindung« rotieren (diese Schwingung liegt wieder im fernen Infrarot). Man kann sich vorstellen, dass bei der tatsächlichen Größe von 400 vernetzten Molekülen eine unvorstellbar große Anzahl von Strukturen möglich ist. Jede Struktur hat ihr eigens Schwingungs-Spektrum.

Die Abbildung Seite 109 stellt zwei Speichermedien gegenüber: **Eisen** und Wasser. Dass Eisen Information speichern kann, ist von der Diskette und dem Tonband her bekannt; auch nicht bewegtes Eisen kann Information durch so genannte Platzwechsel speichern: Rechts sind Eisenionen skizziert, die in Gruppen (analog den Wasser-Clustern) mit ihren magnetischen Polen gleich ausgerichtet sind. Erst die Quantenphysik konnte erklären, warum sie sich nicht abstoßen (normalerweise stoßen sich gleichnamige Pole ab), sondern anziehen. Diese Gruppen werden Domänen oder (nach dem französischen Physiker P.-E. Weiß) auch Weißsche Bezirke genannt. Sie sind getrennt durch so genannte Blochwände (nach dem Schweizer Physiker F. Bloch).

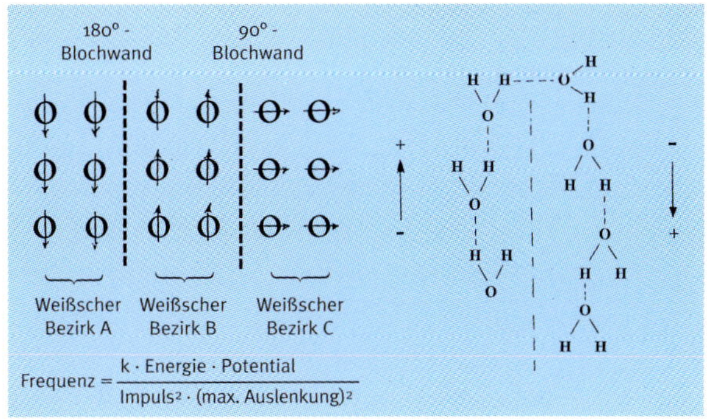

Die Speichermedien Eisen und Wasser.

Auch die Eisenionen sind nicht in Ruhe und senden genau wie das Wasser ständig elektromagnetische Wellen aus. Das Frequenzspektrum ist von der Struktur abhängig. Durch erzwungene Platzwechsel, d.h. Umgruppierung der Eisenstruktur, lässt sich das Schwingungs-Spektrum (also die verschiedenen gekoppelten Frequenzen ähnlich wie beim Wasser) verändern.

Beim **Wasser** haben wir (analog den Blochwänden im Eisen) auch Trennwände zwischen den elektrischen Dipolen, die in der Mathematik Knotenflächen, englisch kinks, genannt werden. Wenn, wie der in Abbildung rechts dargestellt, die Dipole zweier benachbarter Cluster (die auch zusammenhängen können) gerade gegensinnig gepolt sind, hat man eine Halbkreis-Drehung des einen Clusters gegen den anderen. In der Mathematik entspricht das einem Winkel von 180° oder π (da der Vollkreis = 2 π beträgt). Daher nennt man den in der Abbildung oben rechts gezeigten Fall π-kink.

Die kinks führen, ähnlich wie die Elektronen-Schwingungen (siehe Seite 107 unten), sehr tiefe Schwingungen aus; die Cluster schwingen im Kilo- und Megahertz-Bereich. Das verclusterte Wasser hat also noch wesentlich mehr Resonanz-Frequenzen als das Einzelmolekül.

Die Speicherfähigkeit von Wasser

Der theoretische Physiker Emilio del Giudice an der Universität Mailand hat zusammen mit weiteren Physikern dieser Universität quantenphysikalisch erklären können, wie Wasser über lange Zeit Information speichern, d.h. seine Struktur behalten kann. Bis vor gar nicht allzu langer Zeit glaubte man nämlich, die Wasserstoff-Brückenbindung sei so schwach, dass die Cluster instabil sind, ständig zerfallen und sich immer wieder neu (und anders) bilden. Dies trifft auch für einen Teil des Wassers zu, den man **Wasser I** nennt und der ungeordnet und flüssig im gewöhnlichen Sinne ist. Es gibt aber einen zweiten Anteil, **Wasser II,** der **kristall-ähnlich geordnet** ist und kristallin-flüssig genannt wird. Im Wasser II sind die Wasserstoff-Brücken etwa zwanzigmal fester gebunden als im Wasser I (siehe Abbildung Seite 108).

Wenn die Rotation, wie in Abbildung Seite 108 angedeutet, in einer Dipolkette synchron verläuft, so bedeutet das eine elektromagnetische Kopplung zwischen den Einzel-Molekülen, die eine Verstärkung der Bindung ergibt. Aus der Theorie folgt, dass der Verstärkungsfaktor

$$\sqrt{400} = 20$$

ist, wobei 400 die mittlere Anzahl der Einzelmoleküle im Cluster ist. Tatsächlich hat die Praxis gezeigt, dass die Struktur von Wasser II beliebig lange stabil bleibt, wenn nicht starke Störfelder (starke Magnetfelder, Röntgenstrahlen usw.) einwirken. Im Robert-Bosch-Krankenhaus in Stuttgart befinden sich in einem Tresor homöopathische Medikamente, die S. Hahnemann vor mehr als 150 Jahren selbst verschüttelt hatte. Sie haben die gleichen Spektren wie heute hergestellte Präparate des gleichen Typs. Über solche Spektren wird weiter unten berichtet.

Die vollständigen Quanten des Wassers

Dass Wasser aus einer großen Anzahl von elektromagnetischen Schwingungen besteht, wurde schon erwähnt. Heute nennt man die Quanten des gesamten elektromagnetischen Spektrums von tiefen bis zu hohen Frequenzen »Photonen« und spricht dabei von »dunklen Photonen«, wenn sie nicht im sichtbaren Bereich liegen (der nur ein winziger Ausschnitt des Gesamt-Spektrums ist). Nun besteht Wasser tatsächlich zum größten Teil aus Photonen und nur zu einem dem gegenüber verschwindend kleinen Teil aus wägbarer Materie! In der Physik spricht man vom Photonen-Nukleonen-Verhältnis, d.h. vom Zahlenverhältnis der (nicht wägbaren) Photonen zu den wägbaren Masse-Teilchen, die sich vor allem im Atomkern (Nukleus) befinden. Der Physiker Jules T. Muheim an der ETH Zürich hat dieses Verhältnis berechnet, und es stimmt mit Messwerten überein:

Etwa einer Milliarde Photonen steht nur ein wägbares Teilchen gegenüber!

Nicht nur Wasser, auch alle Lebewesen einschließlich Pflanzen bestehen zum überwiegenden Teil aus Schwingungs-Quanten (Photonen). Man nennt die Photonen in der Physik auch **Wechselwirkungs-Quanten** (»Teilchen ohne Ruhemasse«), die der Materie (»Teilchen mit Ruhemasse«) übergeordnet sind, diese steuern und deren Struktur bestimmen. Die Wechselwirkungs-Quanten sind auch dafür verantwortlich, dass die Welt im Innersten zusammenhält (wonach Goethes Faust gesucht hat).

Der Generaldirektor des Teilchen-Beschleunigers CERN bei Genf, Carlo Rubbia sagte das einmal sehr klar: »Wir betrachten immer nur die Materie, weil wir sie anfassen und sehen können. Aber viel wichtiger sind die ihr übergeordneten Wechselwirkungs-Quanten«. Ein anderer Nobelpreisträger, Ilia Prigogine, erklärte einmal anschaulich: »Wenn ich altere, altern nicht meine Moleküle, sondern die Wechselwirkungs-Quanten ändern sich«.

Die Quantenphysiker haben erkannt, dass die heute noch benutzte zweiwertige Ja-Nein-Logik von Aristoteles nicht in der Lage ist, Quantenbegriffe zu erklären, dass man vielmehr eine polyvalente Logik braucht, die der Heisenberg-Schüler Burkhard Heim entwickelt hat. Daraus folgt, dass – wie schon Heisenberg betont hatte – Lebensvorgänge nicht aus Chemie und Physik ableitbar sind und dass es mehrere Seinsschichten gibt. Die Pflanzen bestehen aus zwei Seinsschichten, der materiellen und der biologischen. Dazwischen befinden sich die Wechselwirkungsquanten:

Bereich der Lebensvorgänge

⇧

Wechselwirkungsbereich

⇩

Materiebereich

Die **Homöopathie** ist in der Wechselwirkungsebene angesiedelt, die auch in die Lebensvorgänge eingreift.

Die Herstellung homöopathischer Mittel

Was bei der Herstellung eines Homöopathikums vor sich geht, kann an einem mechanischen Modell aus der Schwingungstechnik erklärt werden.

Turbinen-Generator auf Fundament

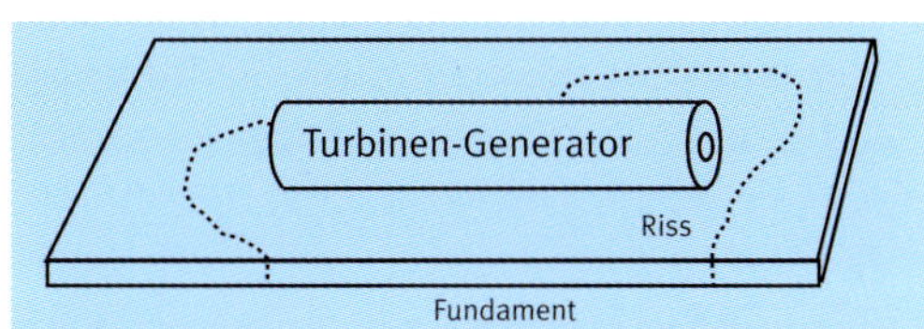

Die Abbildung auf Seite 111 zeigt stilisiert einen Turbinen-Generator zur Erzeugung von 50 Hz Wechselstrom auf einem Beton-Fundament. Hat der Generator (z. B. durch eine verbogene Turbinen-Schaufel) eine zu große Unwucht (wie sie von Autorädern her bekannt ist), so gerät das Fundament in mechanische Schwingungen, was schließlich zu Rissen im Fundament führen kann, wenn die Unwucht groß genug ist. Nun ist es eine in der Schwingungstechnik bekannte Tatsache, dass dem Energiesatz zufolge der Riss im Laufe der Zeit genau so weiterläuft, bis der Rest des Fundamentes, auf dem der Generator steht, in exakte Resonanz mit der Frequenz des Generators kommt (im Beispiel 50 Hz).

Übertragen wir dieses mechanische Beispiel ins Kleine auf das Wasser: Dem Generator entspricht die dem Wasser zugefügte Urtinktur mit ihren Resonanz-Frequenzen, die homöopathisch aufbereitet werden soll. Dem Fundament entsprechen die Wasser-Cluster, und dem Riss die aufbrechenden Wasserstoff-Brücken im Wasser I. Die Cluster werden nach dem gleichen Gesetz wie in der Mechanik umgruppiert, bis die neu entstehenden Cluster mit ihren Schwingungen in exakte Resonanz mit den Eigenfrequenzen der Urtinktur kommen. Durch kräftiges Verschütteln wird dann die neue Clusterstruktur von Wasser I auf Wasser II übertragen, wobei wieder der analoge Vorgang abläuft.

Auf Grund des Energiesatzes können Urtinktur und Wasser nicht gleichphasig schwingen, sonst würde sich die Gesamtenergie erhöhen, was dem ersten Hauptsatz der Thermodynamik widerspricht. Gleichphasig heißt, dass die Moleküle der Urtinktur und des Wassers nicht nur im gleichen Takt schwingen, sondern die Auslenkungen der Atombewegungen, der kink-Bewegungen, der Elektronen-Bewegungen usw., zu jeder Zeit in gleiche Richtung hin und her verlaufen. Gegenphasig wären sie, wenn die Bewegungen der Urtinktur und der Wasser-Cluster gegeneinander schwingen würden. Tatsächlich ist dies der Fall, wie die später gezeigten Abbildungen beweisen: Urtinktur und Wasser-Cluster schwingen gegenphasig.

In der Homöopathie wird die Urtinktur meist in Schritten von 1:10 verdünnt und verschüttelt (auch 1:100 ist üblich, solche Aufbereitungen werden C-Potenzen genannt). Die schrittweise 1:10 potenzierten Substanzen heißen D-Potenzen. D1 bedeutet eine Verdünnung 1:10, D2 heißt zweimal 1 : 10, also 1 : 100 verdünnt usw. Solange die Urtinktur in der Mischung von Substanz und Wasser überwiegt, überwiegt die Urtinktur mit ihrer Phasenlage. Auf die Phasenlage von Substanzen wird nun näher eingegangen.

Signal-Messungen in Wasser

Schumannwellen als Trigger

Verschiedene Flüssigkeiten einschließlich des Wassers in Lebewesen schwingen großräumig synchron, werden also offenbar von einem äußeren Signal getriggert, d.h. im Gleichtakt gehalten. Dies folgt aus Versuchen auf dem Gebiet der Medikamenten-Testung nach R. Voll: Dr. Voll entdeckte zusammen mit Dr. Kramer, dass ein Medikament zur Diagnose verwendet werden kann, wenn man es nur in die Hand nimmt.

Es hat sich nun gezeigt, dass der Test mit einem Medikament auch dann funktioniert, wenn die Eigenfrequenzen des Medikamentes auf eine Trägerfrequenz aufmoduliert, wie beim Rundfunk über große Entfernungen gesendet, am Ort des Patienten wieder demoduliert und über eine Handelektrode dem Patienten zugeführt werden (sog. Test-Sender-Empfänger). Auch Versuche mit Pflanzen wurden auf diese Weise erfolgreich durchgeführt. Dies kann nur funktionieren, wenn eine feste Phasenbeziehung zwischen dem weit entfernten Medikament und dem Patienten bzw. der Pflanze besteht, denn das Medikament muss in Resonanz mit körpereigenen Strukturen kommen.

In der Schulmedizin verwendet man in der Regel das Rezeptormodell: Ein Medikament, z.B. für die Niere, muss mit seinen äußeren Atomgruppen genau zu den äußeren Atomgruppen des Gewebes passen (im Beispiel des Nierenparenchyms), bei dem es wirken soll. Man spricht hier vom **Schlüssel-Schloss-Prinzip** (nach dem Arzt Paul Ehrlich). In diesem Fall gilt das **Dosis-Wirkungs-Prinzip**: Je größer die Dosis, um so größer die Wirkung (da mehr Gewebe vom Medikament beeinflusst wird).

Nun haben ähnliche Atomgruppen beim Medikament und beim Gewebe im Körper auch ähnliche oder sogar gleiche Resonanz-Eigenschaften. Das Medikament wirkt auf Grund seines Schwingungs-Spektrums, wobei nicht mehr das Dosis-Wirkungs-Prinzip gilt (erst ab großer Dosis – wie sie bei Homöopathika nicht vorkommen – hat man den Übergang zur Allopathie), sondern das **Resonanz-Prinzip.**

Wird der Versuch mit dem oben erwähnten Test-Sender-Empfänger in einem magnetisch abgeschirmten Raum durchgeführt, funktioniert er nicht mehr, d.h. jetzt ist offenbar keine Phasenbeziehung zwischen Homöopathikum und Strukturen des Organismus mehr vorhanden. Denn Resonanz setzt voraus, dass Sender und Empfänger synchron schwingen.

Es ist heute bekannt, dass es weltweit »biologische Normale« gibt, die nach ihrem Entdecker Schumann-Wellen genannt werden. Sie bilden sich zwischen Erdoberfläche und Ionosphären-Unterseite als transversal-magnetische Wellen (TM-Wellen) aus. Transversal heißt hierbei, dass der magnetische Schwingungs-Vektor senkrecht zur Ausbreitungs-Richtung liegt. Offenbar triggern die Schumann-Resonanzen sowohl Medikamente als auch lebende Organismen. In der Elektronik ist bekannt, dass die Triggerung sowohl in Phase als auch in Gegenphase möglich ist. Diese Erkenntnisse sind für das Verständnis der weiter unten gezeigten Spektren wichtig.

Die Aufsehen erregenden Arbeiten von J. Benveniste et al. sind in dem Buch von Michel Schiff »Das Gedächtnis des Wassers« ausführlich beschrieben, weshalb hier nicht darauf eingegangen werden soll.

Spektren von Wasser im Niederfrequenz-Bereich

Die Abbildung oben zeigt die im NF-Gebiet verwendete Schaltung, bestehend aus einem Signalanalysator sowie einem Differenz-Vorverstärker und zwei (magnetisch abgeschirmten) Probengefäßen aus Quarzglas mit eingeschmolzenen Platin-Elektroden. Die aufgenommenen Spektren können am Bildschirm des Analysators und an einem Plotter (Drucker) sichtbar gemacht werden. Die Spektren wurden wie folgt aufgenommen:

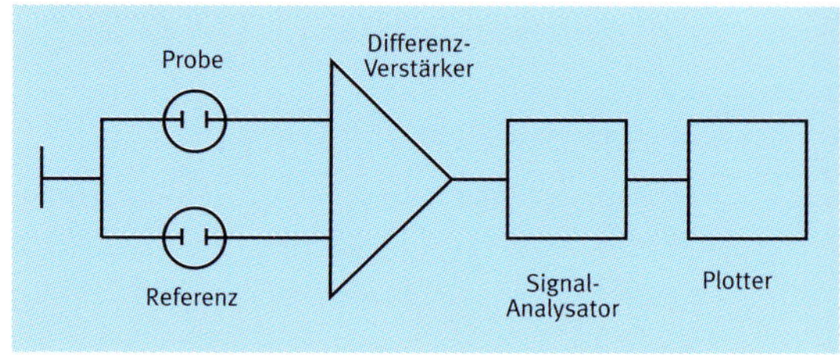

Schematischer Aufbau des Signalanalysators

Zunächst wird in beide Quarzgefäße das Placebo (Blindprobe) eingefüllt und der Vorverstärker nach Betrag und Phase auf Minimum abgeglichen (elektronisch geschieht das mit einem ohmschen Widerstands-Abgleich und einem Kondensator-Abgleich, der schrittweise wiederholt wird). Dann wird die Proben-Küvette geleert und das Verum (die zu messende Substanz) eingefüllt. Am Analysator wird jeweils die Empfindlichkeit (SN = sensitivity in einem logarithmischen Maß dBV = decibel-Volt) und der Vollausschlag (obere Begrenzung in den Spektren, FS = full scale, ebenfalls in dBV) passend eingestellt, sowie der Frequenzbereich (SPAN), die Auflösung (z.B. b = 12,5 Hz) und die Wiederholungsrate (AVG = average) zur Reduzierung des Signal-Rausch-Verhältnisses. Mittelt man mehrmals, so bleibt das kohärente Nutzsignal erhalten, während sich das inkohärente (d.h. statistisch schwankende) Elektronen-Rauschen des Messgerätes zunehmend ausmittelt, also kleiner wird. Unser Organismus ist

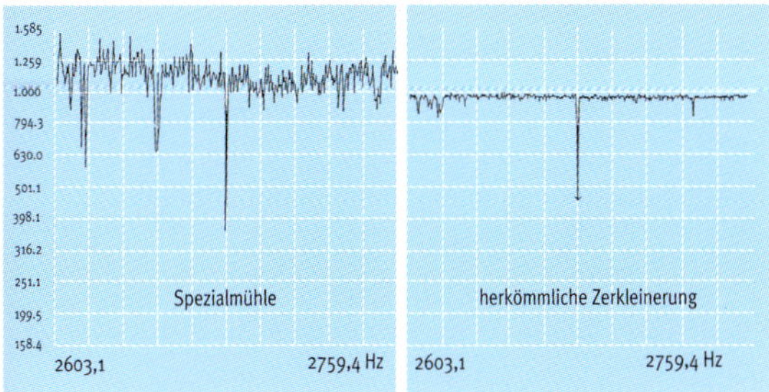

Einfluss der Art der Zerkleinerung auf die Spektren von Echinacea-Lösungen

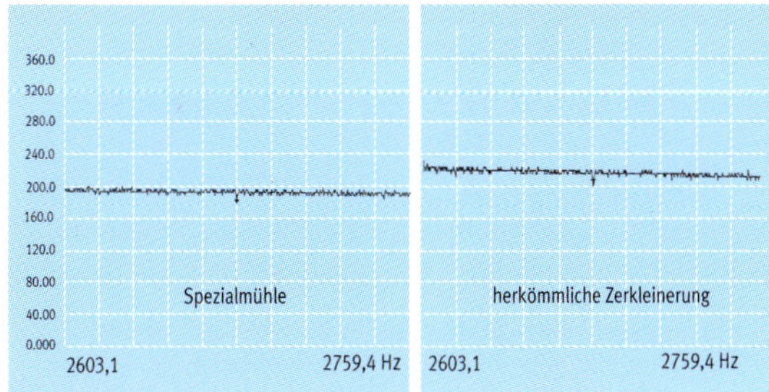

Spektren maschinell verschüttelter Echinacea-Lösungen

auf diese zeitaufwändige Methode nicht angewiesen, da er im Parallelbetrieb arbeitet, also mehrere Übertragungs-Kanäle (mit jeweils verschiedenem, inkohärentem Rauschen) benutzt und somit das Signal-Rausch-Verhältnis viel schneller verbessert.

Die Abbildung oben links zeigt zwei Spektren von Echinacea D6 in der sog. TF mag = Transfer-Funktion Magnitude-Darstellung. Links in der Abbildung oben wurde beim Zerkleinern der Pflanze (Sonnenhut) eine von Dr. Kalbermatten in der Schweiz entwickelte Spezialmühle verwendet (Ceres-Präparate), die sehr schonend arbeitet, rechts wurde die herkömmliche Methode (ähnlich einem Starmix) verwendet, die schlechtere Ergebnisse liefert (kleineres Signal).

Die maschinenverschüttelten Proben dieser beiden Firmen zeigen nur sehr dürftige Signale (Abbildung oben rechts).

Speicherung von elektromagnetischen Signalen in Wasser

Die Abbildung Seite 116 oben links zeigt einen Versuch, bei dem 10 kHz 20 Minuten lang auf eine Wasserprobe einwirkte (mittels einer Magnetspule). Interessant ist, dass auch die Seitenbänder +/- 50 Hz (Netzfrequenz) erscheinen. Man nennt diesen Effekt Intermodulation, und er ist eigentlich unerwünscht. Hier zeigt er aber um so deutlicher das gespeicherte Signal. Die Messung wurde mehrmals wiederholt, wobei sich das Rauschen jeweils änderte, die drei Spitzen (9.950 Hz, 10.000 Hz und 10.050 Hz) aber immer an den gleichen Stellen blieben.

Hochpotenzen

In Abbildung 11 sind zwei Spektren von Arnica D1000 und Arnica D2000 mit anderer Darstellung wiedergegeben, wobei Arnica D1000 ein Signal bei 20,5305 kHz und Arnica D2000 bei 24,39336 kHz aufweisen, wie aus Wiederholungs-Mes-

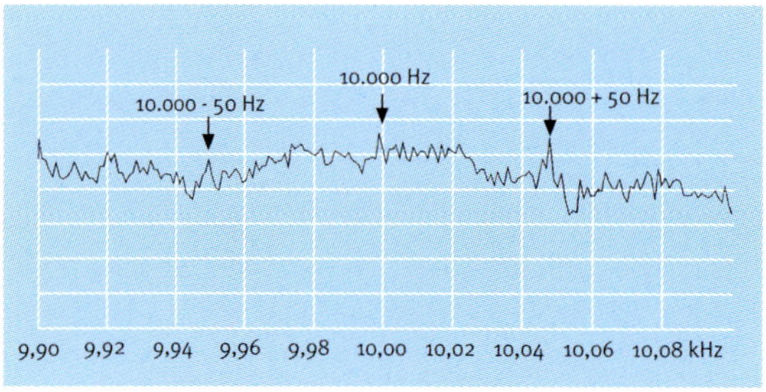

Beispiel für die Speicherung eines elektromagnetischen Signals in Wasser

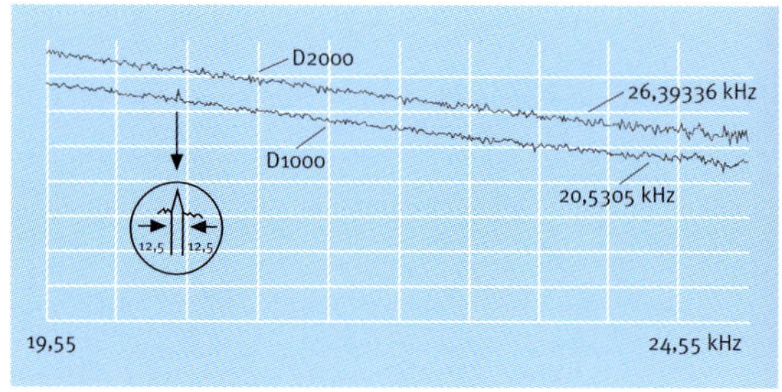

Spektren von Hochpotenzen: Arnika D 1000 und D 2000

sungen deutlich wurde. Arnica D1000 wurde auch mit größerer Auflösung gemessen, wobei sich die Bandbreite zu 25 Hz ergab.

Starke Tiefstfrequenz-Signale

Die Abbildung unten zeigt Ausschnitte aus einer Serie von mehr als 20 Wiederholungen (hier nur 2 gezeigt), bei denen stets sehr deutliche Signale bei 4 Hz und der 2. Oberwelle bei 12 Hz (neben Rauschsignalen) auftraten. Es handelt sich um ein in der Entwicklung befindliches Mittel, bei dem die gemessenen Frequenzen aufgeprägt wurden. Diese im so genannte ELF-Bereich liegenden Frequenzen (extremely low frequencies) korrespondieren mit Gehirnwellen im gleichen Frequenzbereich.

Mit dem Signal-Analysator lassen sich Spektren nicht nur in kartesischen (rechtwinkligen) Koordinaten schreiben, sondern auch in Polar-Koordinaten. Dies zei-

Spektren im ELF-Bereich (von Vitakur mit 2 Wiederholungsmessungen)

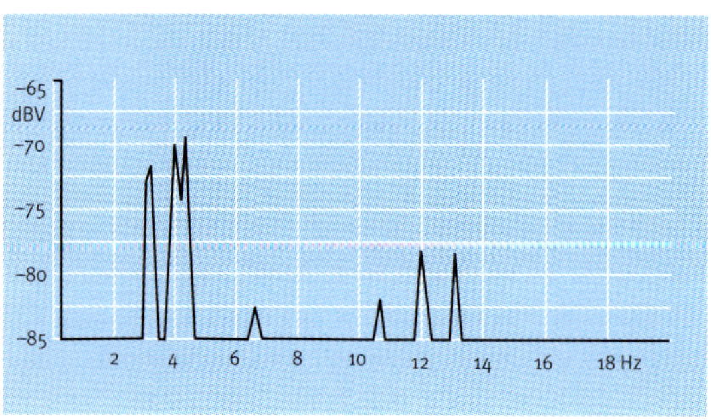

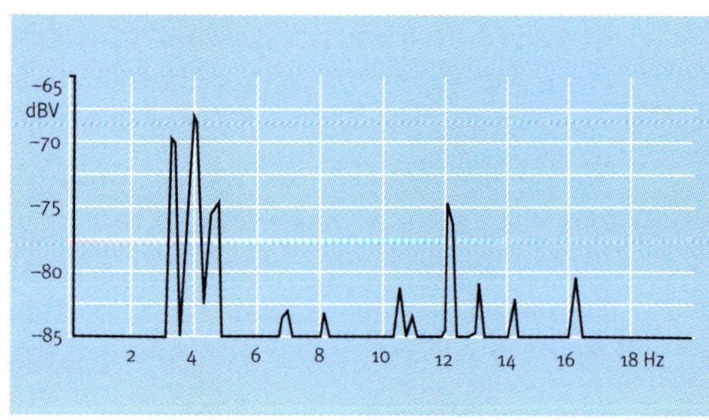

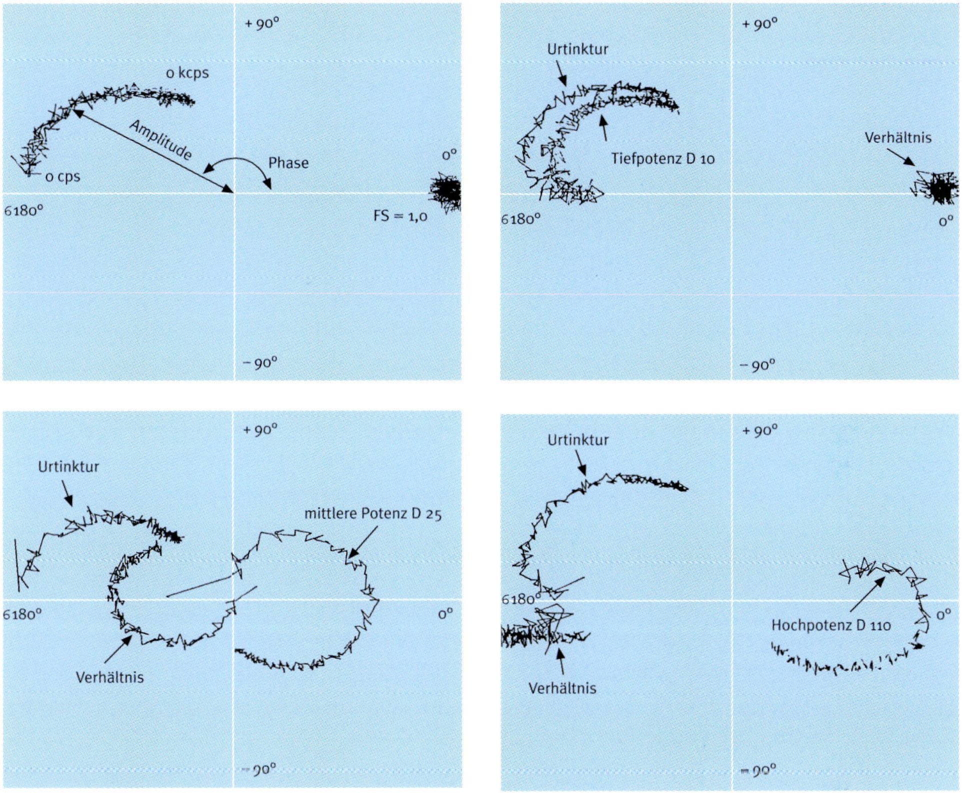

Spektrendarstellung in Polar-Koordinaten von Ipecacuanha in verschiedenen Potzenzierungen

gen die Kurven auf Seite 117. Der Frequenzbereich von 0 bis 10 kHz wurde nach Betrag (Amplitude) und Phase gemessen und Placebo zweimal registriert. Aus beiden Messungen läßt sich der Quotient bilden, der hier natürlich 1 mit dem Phasenunterschied 00 ergeben muss. Dieses »Verhältnis« ist rechts in den Abbildungen oben zusätzlich eingetragen: Der Klecks zeigt den Quotienten bei FS (full scale) = 1 und Phase 0.

Die Abbildung oben rechts zeigt Ipecacuanha D10 (handverschüttelt) im Vergleich zur (ohne Schütteln verdünnten) Urtinktur. Die Amplitude ist etwas kleiner, das Verhältnis also kleiner als 1 und der Phasen-Unterschied 00.

Die Abbildung links unten auf Seite 117 zeigt Ipecacuanha D25 (handverschüttelt) gegen die Urtinktur. Links ist die D25 aufgetragen und zwischen Urtinktur und D25 das Verhältnis, das hier nahezu durch sämtliche Phasenwinkel läuft; auch die Amplitude ändert sich zwischen nahezu Null und etwa 1/2 gegenüber der Urtinktur. Wir haben also nahe der Loschmidtschen Zahl einen Übergangsbereich, bei dem sich die Reste der Urtinktur und die strukturierten Wasser-Cluster die Waage halten. Insgesamt wurden Potenzen von D5 bis D200 gemessen (sowohl hand- als auch hydraulisch verschüttelt). Sämtliche Tiefpotenzen ergaben Spektren ähnlich der Abbildung oben rechts auf Seite 117, die Übergangs-Potenzen D20 bis D30 ähnlich der Abbildung links unten auf Seite 117 und die Hochpotenzen ähnlich der Abbildung rechts unten auf Seite 117.

Strahlengang des Zweistrahl-UV-Spektometers

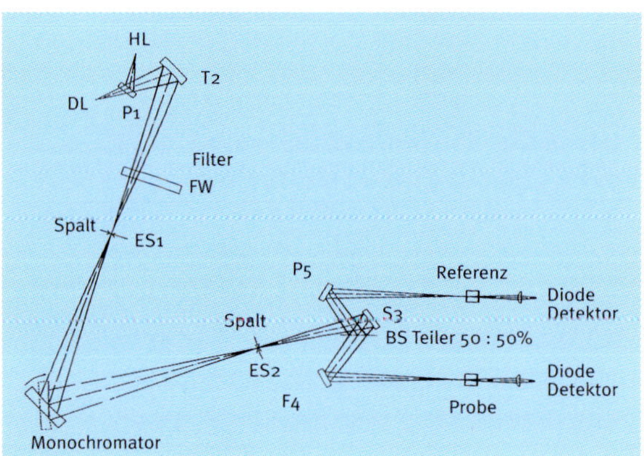

Die Hochpotenz D110 hat eine Phasenverschiebung von nahezu 180° gegen die Urtinktur: das Verhältnis liegt links in Abbildung rechts unten auf Seite 117 nahe 180° bei dem Amplitudenverhältnis von ungefähr eins.

Erinnern wir uns die Herstellung von homöopathischer Mittel: Bei der Hochpotenz überwiegt die Phasenlage der Wasser-Cluster, die gegenphasig zur Urtinktur liegt und laut Schumannwellen (Seite 113) durch ein äußeres Signal synchronisiert bleibt. Tief-Potenzen, mittlere Potenzen und Hochpotenzen haben also ganz unterschiedliche Eigenschaften.

UV-Spektren

Die Wasser-Cluster absorbieren je nach Gestalt unterschiedlich im ultravioletten Spektralbereich. Die Erfahrung zeigt, dass biologisch hochwertige Wasserstrukturen eine große UV-Absorption haben (immer im Vergleich zu einem Placebo, der die UV-absorbierenden Inhaltstoffe ausgleicht). Biologisch gestörte Proben weisen jedoch eine negative Absorption gegenüber dem Placebo auf (siehe Abbildung oben Seite 119).

Die Abbildung links zeigt den Strahlengang des verwendeten Zweistrahl-UV-Spektrometers. Für UV-Licht wird die Halogenlampe HL verwendet. Der Monochromator (ein holographisches Gitter) zerlegt das Licht in seine Spektralanteile und der halbdurchlässige Spiegel BS (Teiler) macht aus einem Strahl zwei gleiche, die durch die beidem Küvetten REF = Referenz (Placebo) und SAMPLE (Verum) auf zwei Detektoren fallen, welche sich elektronisch auf Gleichheit bringen lassen, wobei auch Unterschiede der Leerküvetten ausgeglichen werden (»background correction«). Diese Korrektur entspricht dem Betrag- und Phasen-Abgleich beim Vorverstärker des Signal Analysators (siehe Abbildung Seite 114).

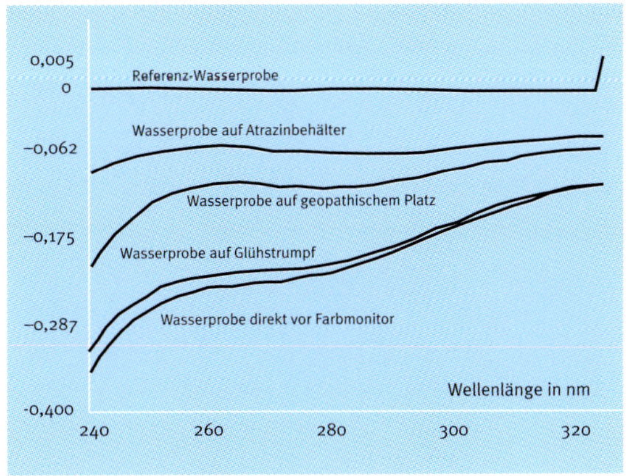

UV-Spektren von gestörten Wasserproben

Mit dem Spektrometer wurde die gesamte Potenzreihe Ipecacuanha D5 bis D200 hand- und hydraulisch verschüttelt gemessen und die interessanten Werte bei 195 nm in Abbildung unten gegen die ebenfalls verschüttelten Placebos aufgetragen. Dass sich bei der kurzen Wellenlänge von 195 nm meist negative Extinktionen ergaben, bedeutet kein negatives Ergebnis; entscheidend war, dass die beiden getrennt aufgenommenen Versuchsreihen sehr ähnliche Bilder ergeben und auch hier eine Periodizität zu finden ist, wie bei L. Kolisko, C. W. Smith und J. Benveniste.

UV-Absorption von verschiedenen Ipecacuanha-Potenzierungen (D5 bis D200) bei 195 nm

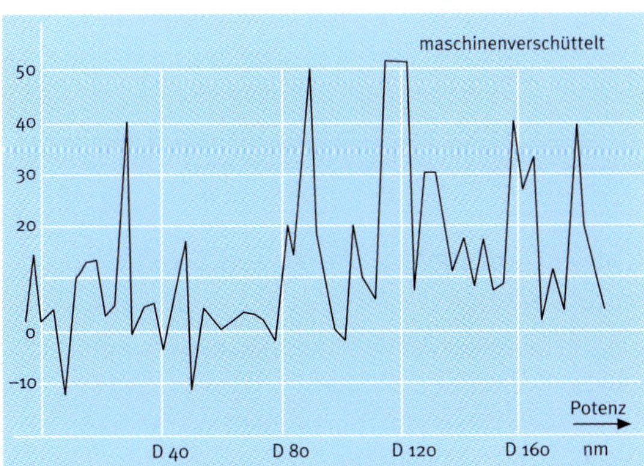

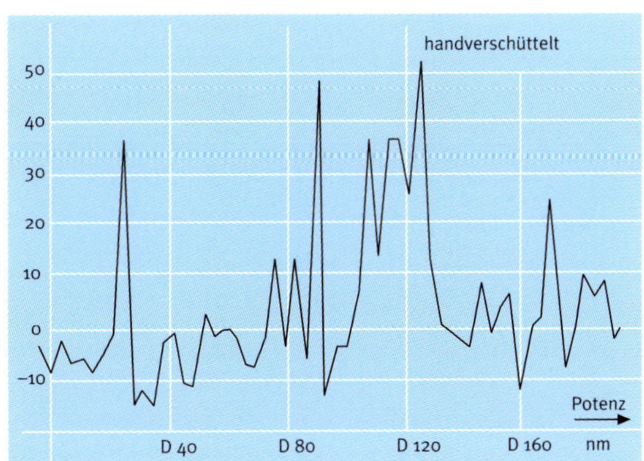

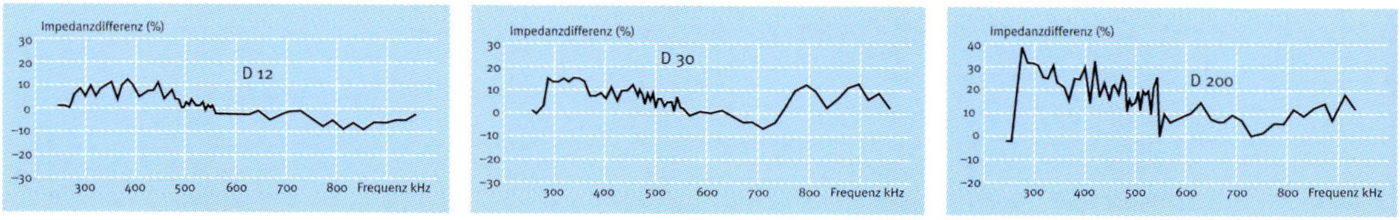

Impedanzdifferenz-Spektren von Ipecacuanha D12, D30 und D200.

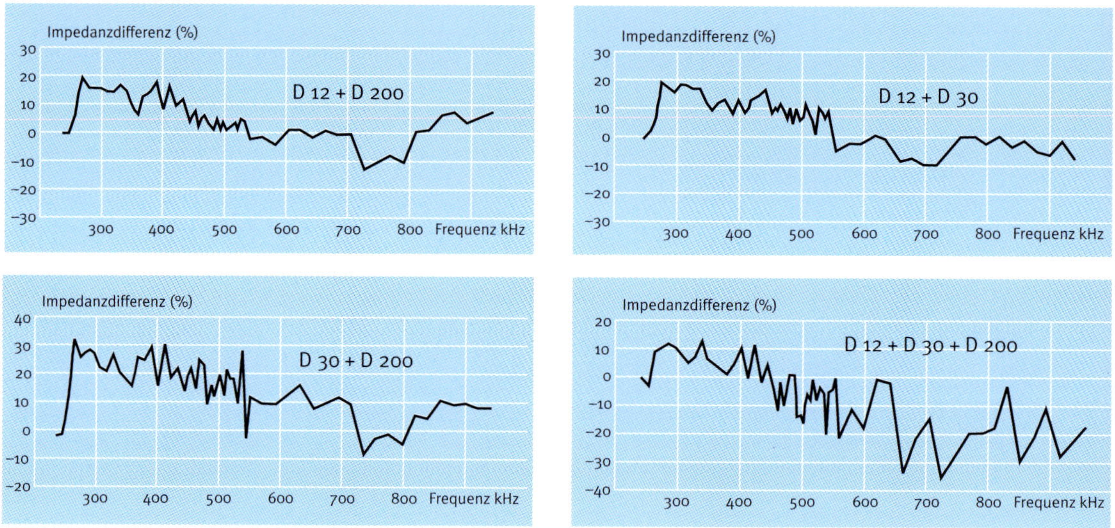

Impedanzdifferenz-Spektren von vier verschiedenen Ipecacuanha-Potenzmischungen

Messungen im Hochfrequenzbereich

Die Abbildung ganz oben bringt Messungen an den gleichen Ipecacuanha-Substanzen wie oben angeführt, und die Abbildung oben an Mischpotenzen. Die Messungen erfolgten mit einem Resonanz-Spektrometer im Bereich von 250 kHz bis 930 kHz, wobei 60 Messpunkte im Bereich erfasst wurden (also nicht kontinuierlich wie bei den bisherigen Spektren) mit einem sogen. REDEM-Gerät, das allerdings speziell abgeglichen wurde. Es fällt auf, dass die Spektren mit zunehmender Potenz differenzierter werden:

Die Misch-Spektren (Abbildungen oben) ergeben wieder ganz neue Bilder, also nicht nur die Summen aus de Einzel-Potenzen. Dies spricht dafür, dass es sinnvoll ist, solche »Potenzakkorde« herzustellen.

Spektren besonderer Heilwässer

Im Auftrag der Universität Mailand wurden auch Wässer im Niederfrequenzbereich gemessen, bei denen man im Humanbereich heilende Wirkungen beobachten kann, die z.T. als »Marienwässer« oder »Lichtwässer« bezeichnet werden (C. Dalla Via). Es bleibt zu untersuchen, ob positive Wirkungen auch an Pflanzen möglich sind.

Die Abbildung unten zeigen die Spektren von Proben dieser Wässer aus Lourdes, Fatima, Madonna degli Angeli, einem Brunnen am Weg etwa 300 Meter vor Madonna degli Angeli, aus San Da-

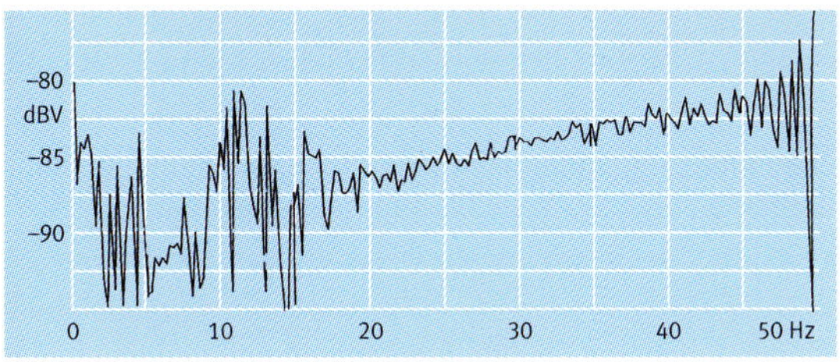

Spektrum einer Wasserprobe aus Lourdes

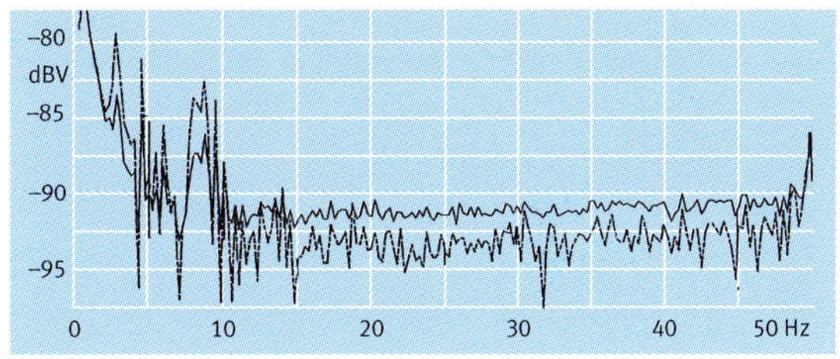

Spektrum einer Wasserprobe as Fatima

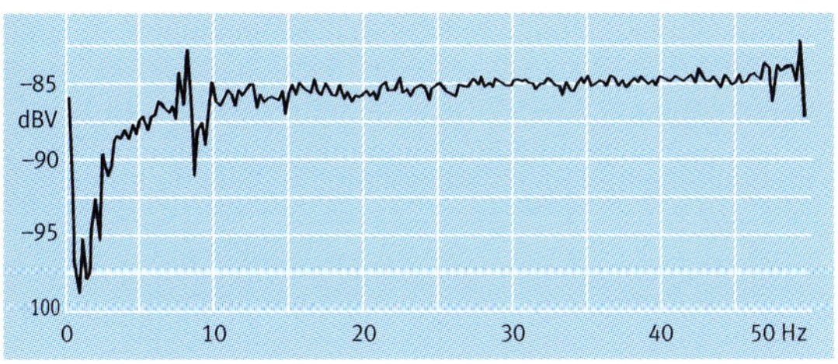

Spektrum einer Wasserprobe aus einem Brunnen am Weg ca. 300 m vor »Madonna degli Angeli«

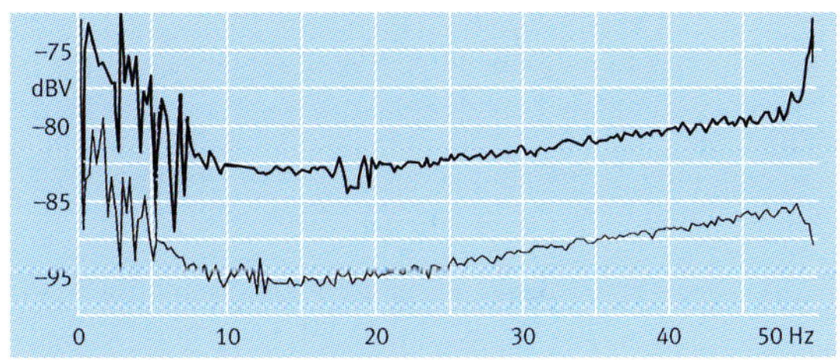

Spektrum einer Wasserprobe aus dem »Madonna degli Angeli« Brunnen

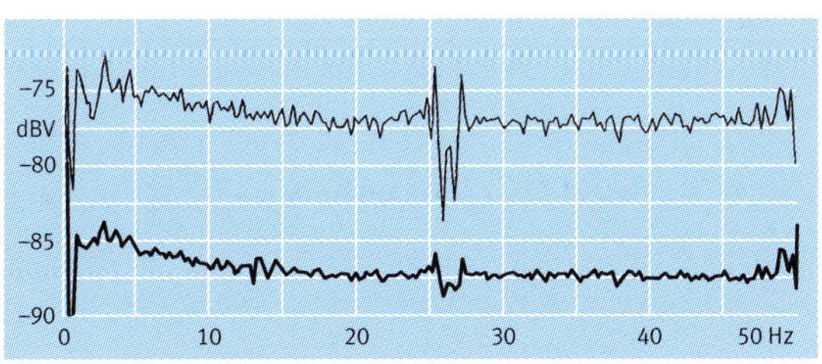

Spektrum einer Wasserprobe aus einem Brunnen von San Damiano

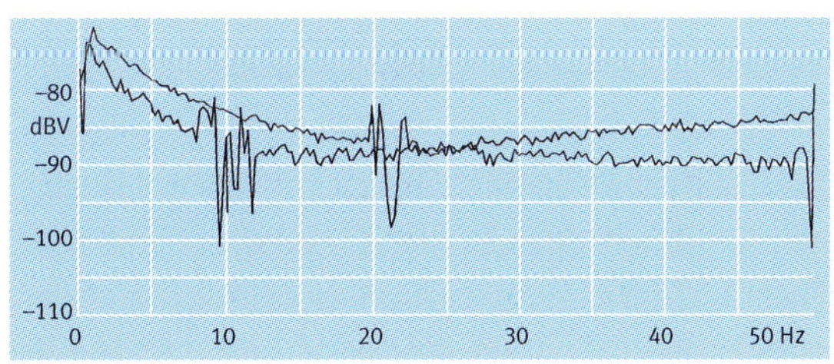

Spektrum einer Trinkwasserprobe aus Neuchatel

miano und Wasser von Neuchatel. Auch hier wurde jeweils hoch verdünnt (Verdünnung nicht verschüttelt). Es ist erstaunlich, welch große und reproduzierbare Signale im humanen EEG-Bereich (Gehirnwellen-Bereich) diese Wässer abgeben.

Zusammenfassung

Die vorgestellten Messungen, die nur ein Bruchteil der sehr umfangreichen Untersuchungen sind, die einige Jahre lang im Technologiezentrum in Horb vorgenommen wurden, beweisen reproduzierbar die Speicherfähigkeit von Wasser und erklären, dass Homöopathika eine Fülle von elektromagnetischen Schwingungs-Informationen gespeichert enthalten, die offenbar mit Eigenfrequenzen lebender Organismen in Resonanz treten können.

Die Behauptung, in einer homöopathischen Hochpotenz sei »nichts drin«, beruht auf dem Denkfehler, dass unser Kosmos nur aus Materie-Quanten besteht. Die Physik weiß aber seit langem, dass den Materie-Quanten so genannte Wechselwirkungs-Quanten übergeordnet sind, die weit in der Überzahl sind. Wasser besteht da-her zum größten Teil aus Schwingungs-Quanten und nur zu einem winzigen Bruchteil aus wägbarer Materie.

Literatur

J. Benveniste et al.: Human basophil degranulation triggered by very dilute antiserum against IgE, NATURE 333, 816–818 (1988)

C. Dalla Via: Phänomen Wasser, vgs-Verlag, Köln, 1997

V.D. Khavryntchenko and O.V. Zhalko-Tytarenko: Memory Effects in Water. Quantum Chemistry Modelling and Vibrational Spectra Verification. 2nd World Congress for Electricity and Magnetism in Biology and Medicine, June 8–13, 1997, Bologna, Italy.

L. Kolisko: Saturn und Blei, J.M.Voith GmbH, Heidenheim 1952

W. Ludwig, H.-J. Albrecht (Hrsg.) Wasser und Homöopathie. Die Bedeutung der Wasserstrutur für den Menschen und die Homöopathie. CKH-Verlag, Großheubach, 2002

C.W.Smith: Is a Living System a Macroscopic Quantum System? The Center for Frontier Sciences at Temple University, 7, no. 1 (1998) dort weitere Literatur

M. Schiff: Das Gedächtnis des Wassers. Verlag Zweitausendeins, Frankfurt/M, 1997

Bezugsquellen

Homöopathische Pflanzenstärkungsmittel

BIPLANTOL®-Homöopathie für Pflanzen

Entwicklung, Herstellung und Vertrieb Deutschland:
Bioplant Naturverfahren GmbH
Postfach 5532 · D-78434 Konstanz
Robert-Bosch-Str. 18
D-78467 Konstanz
Tel +49 (0) 75 31 / 6 04 73
Fax +49 (0) 75 31 / 5 22 40
www.biplantol.de

Herstellung und Vertrieb Schweiz:
Plantosan AG
Thunstr. 23
CH-3125 Toffen
Tel. + 41 (0) 31 819 10 81
Fax + 41 (0) 31 819 54 47
www.biplantol.ch

Biplantol®*vital NT*
Zur allgemeinen Pflege, Kräftigung und Stärkung von Laub und Nadelbäumen, Sträuchern, Obst, Gemüse, Rasen, Zierpflanzen, Orchideen, Kakteen und Blumen

Biplantol®*Guano*
Der organisch mineralische Dünger mit Guano und einem homöopathischen Wirkstoffkomplex für alle Pflanzen

Biplantol®*contra X2*
Die Aromatherapie gegen Blattläuse und Schadinsekten

Biplantol®*rosen*
Für die Rosenpflege

Biplantol®*mykos II*
Zur Vorbeugung gegen Pilzbefall (zu 50% in Vital NT enthalten). Optimale Ergänzung zu Biplantol rosen

Biplantol®*kompost*
Zur Kompostierung von Küchen- und Gartenabfällen oder zur Geruchsminderung in der Biotonne

Biplantol®*aktiv*
Zur natürlichen Wasserreinhaltung von Aquarien und Teichen

Bachblüten/Rescue-Tropfen
Informationen unter:
Erhältlich in Apotheken
www.bach-bluetentherapie.de

Weitere Pflanzenpflegeprodukte

ALGINURE Bio Schutz
(bisher ALGINURE Bio Spray)
TILCO BIOCHEMIE GmbH
Holländer Koppel 1 a
D-23858 Reinfeld

Biocos
B I O C O GmbH
Robert-Bosch-Straße 9
D-88677 Markdorf

Biofa Algenextrakt
Biofa Agrar GmbH
Rudolf-Diesel-Straße 2
D-72525 Münsingen

Bio-Gemüse-Streumittel
Neudo-Vital
W. Neudorff GmbH KG
An der Mühle 3
D 31860 Emmerthal

ChitoPlant
ChiPro GmbH
Mary-Astell-Straße 10
D-28359 Bremen

ENVIRepel
BIODOMO GmbH
Brunnmattstraße 7
D-76534 Baden-Baden

Humin-Vital
AGRINOVA Biologische Präparate Produktions- und Vertriebs GmbH
Hauptstrasse 13
D-67283 Obrigheim/Mühlheim

Milsana
Gebrüder Schaette KG
Stahlstraße 5
D-88339 Bad Waldsee

Pilzfrei Fruton
Spiess Urania GmbH
Heidenkampsweg 77
D-20097 Hamburg

Steinhauers Mehltauschreck
Dr. Bernd Steinhauer
Feldgartenstraße 7B
D-61321 Bad Nauheim

Weitere Bezugsquellen und Adressen

Rosen und Zubehör
Lacon GmbH
J.-S.-Piazolo Straße 4a
D-68766 Hockenheim
Tel +49 (0) 62 05 / 40 01
Fax +49 (0) 62 05 / 1 85 74
www.lacon-rosen.de

Biologische Bundesanstalt für Land- und Forstwirtschaft (BBA)
Messeweg 11/12
38104 Braunschweig
Tel 05 31 / 2 99-5
Fax 05 31 / 2 99 30 00
www.bba.de

ParkOase, Das grüne Klassenzimmer
Wild- und Freizeitpark
Frau Martina Schleith
Gemeinmärk 7
78476 Allensbach
Tel. +49 (0)7533 / 931613
Fax +49 (0)7533 / 931631
www.wildundfreizeitpark.de

ZZB Zukunftszentrum Barsinghausen
Prof. Dr. Arnim Bechmann
Rehrbrinkstr. 5
30890 Barsinghausen
+49 (0) 51 05 / 52 80 79
www.zukunfts-zentrum.de

Mainau GmbH
D-78465 Insel Mainau
Tel. +49(0)7531/303-0
Fax +49(0)7531/303-248
www.mainau.de

Die Autoren

Prof. Dr. Arnim Bechmann, Leiter des Zukunftsinstituts Barsinghausen, berichtet u. a. von der von ihm durchgeführten ersten und einzigen Langzeitstudie an Bäumen. Für ihn ist die umfassende Verwendung von Homöopathie für Pflanzen ein »ökologisches Wunschziel«.

Monika Böhm, Gartendirektorin der Insel Mainau, hat den Anspruch an eine permanent realisierte, qualitativ hochwertige Parkpflege und Parkgestaltung. Sie sieht die natürliche Gesunderhaltung der Pflanzen als Herausforderung und sammelt bereits seit Jahren positive Erfahrungen mit homöopathischen Pflanzenstärkungsmitteln in Freiland und Schauhäusern.

Katja Holler ist Gartenbau-Ingenieurin, Redakteurin bei der Gartenzeitschrift »Kraut & Rüben« und Buchautorin. Sie beschäftigt sich seit Jahren in ihrem Hobby-Garten mit verschiedenen alternativen und feinstofflichen Methoden des Gärtnerns.

Dr. Barbara Jäckel ist gelernte Gärtnerin und Diplom-Gartenbauingenieurin und war nach ihrer Promotion in der Forschung im Bereich Phythopathologie, Pflanzenschutz und dem Einsatz von Nützlingen tätig. Seit 1992 arbeitet sie im Pflanzenschutzamt Berlin mit den Schwerpunkten Nützlingseinsatz im Gartenbau, im öffentlichen Grün, der Innenraumbegrünung und im Hobbygarten sowie der Nebenwirkungungsprüfung auf Nützlingen.

Ewald Kleiner ist Gartenfachmann, Buchautor und bekannt durch Veröffentlichungen und Vorträge. Er hat 40 Jahre Erfahrung mit Pflanzenstärkungsmitteln und begleitete viele Feldversuche.

Dr. Wolfgang Ludwig studierte Mathematik, Physik und Chemie. Der Diplomphysiker war viele Jahre im medizinischen Bereich der Pharmaindustrie sowie bei Prof. Dr. med H. U. Riethmüller, Tübingen, tätig. Seit 1984 betreibt er sein eigenes Spektroskopielabor.

Jörn Pinske ist ausgebildeter Gärtner und war mehr als 20 Jahre in einer bekannten deutschen Orchideengärtnerei für Kultur und Zucht der Orchideen zuständig, Seit etwa 5 Jahren beschäftigt er sich mit dem Bau und der Konstruktion von Kleingewächshäusern.

Lioba Riedel-Laule ist Geschäftsführerin des Gartenbedarfsartikel-Versandes Lawn GmbH der auf den Handel mit Rosen spezialisiert ist. Sie gilt als Expertin für historische Rosen.

Markus Schmidlin durchlief ein Ausbildung zum Betriebswirt an der Universität Bern und arbeitete anschliessend zehn Jahre in der Informatik. Seit 1994 baut er in der Schweiz erfolgreich die Marke Biplantol® über die Plantosan AG auf.

Konrad Würthle beschäftigt sich seit 30 Jahren als gelernter Pharmakaufmann und Drogist mit der Naturheilkunde. Die von ihm geführte Drogerie in Konstanz ist weithin für ihre große Auswahl an Heilkräutern, ätherischen Ölen und Gewürzen bekannt. Ausgelöst durch die Problematik des Waldsterbens, gründete er 1984 die erste Produktions- und Vertriebsgesellschaft für homöopathische Pflanzenstärkungsmittel. 1991 erhielt er für seinen homöopathischen Wirkstoffkomplex Biplantol® auf der Welt-Erfindermesse in Genf die Silbermedaille. Er entwickelt laufend neue Produkte.

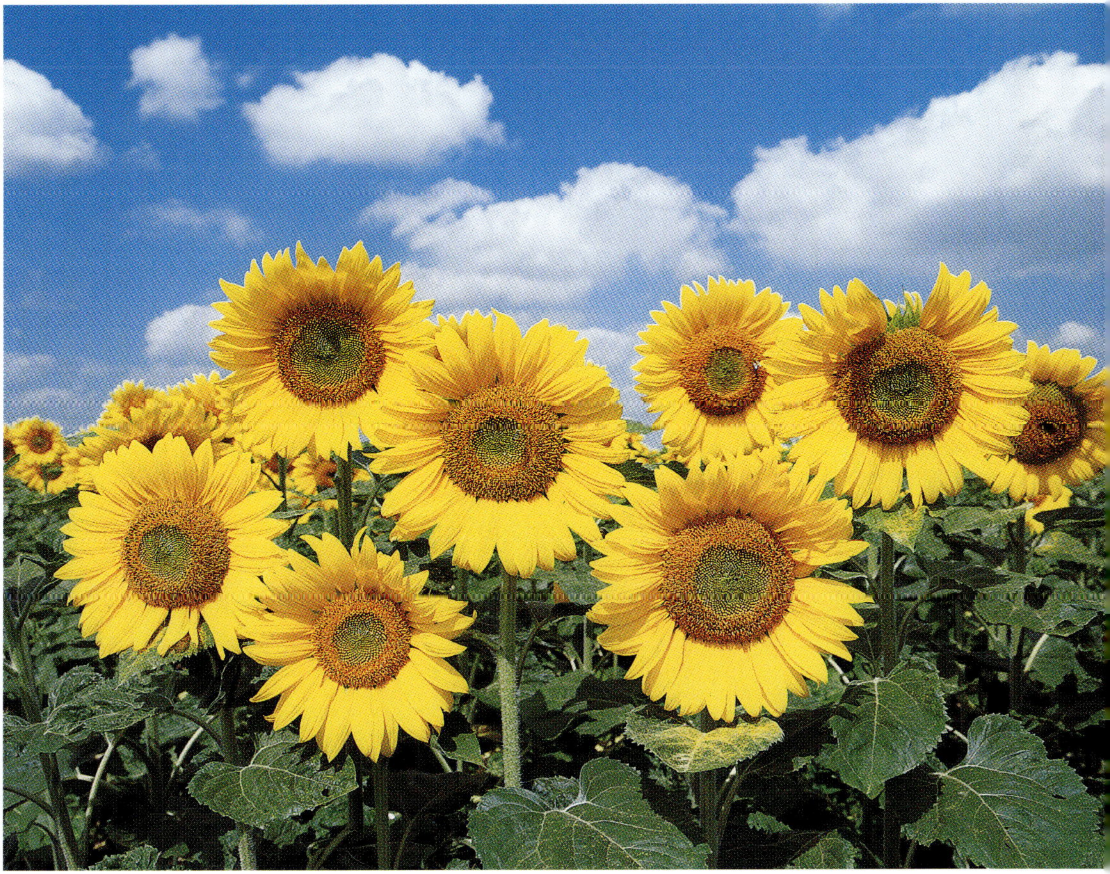

Bildnachweis

AKG: 10, 11, 14
Baumjohann: 1, 29ur
BBA Braunschweig: 24
Becherer: 68, 76, 86, 104
Bechmann: 96, 99
Bioplant Naturverfahren GmbH: 10li, 36, 37, 38, 39, 40, 42, 43, 65, 75, 80, 93, 94
Borstell: 64
GBA/Didillon: 58
GBA/Noun: 40, 4u, 34, 56, 62
Hagen: 21
Holler: 19
k&r Archiv/Skogstad: 7
Kleiner: 17, 46, 47, 49, 51, 52, 53, 55
Mainau-Archiv: 82, 84
Meier/Mainau: 35
Meyer-Horn: 54
Pflanzenschutzamt Berlin: 250
Pforr: 9, 32, 50, 85, 97
Pinske: 73
Reinhard: 2/3, 5, 12, 30, 44, 60, 63, 70, 87, 88, 91, 92, 125
Reithmeier: 27ur, 290, 29ul
Romeis: 72
Schlüter: 270, 27ul
Seidl: 67
Strauß: 6, 22, 57, 78, 103

Grafiken:

Computer Grafik Jörg Mair: S. 26, 28, 39, 95, 98
Nach Autorenvorlagen im Verlag: S. 107, 108, 109, 111, 115, 116, 117, 118, 119, 120, 121

Die Deutsche Bibliothek – CIP-Einheitsaufnahme

Ein Titeldatensatz für diese Publikation ist bei Der Deutschen Bibliothek erhältlich

BLV Verlagsgesellschaft mbH
München Wien Zürich
80797 München

Umschlaggestaltung: Studio Schübel, München
Umschlagfotos: Hans Reinhard

Lektorat: Dr. Thomas Hagen
Herstellung: Hermann Maxant

Layoutkonzept Innenteil: Angelika Tröger
Layout: Anton Walter, Gundelfingen
Satz: DTP-Design Walter, Gundelfingen
Reproduktionen: Repro Ludwig, A-Zell am See
Druck und Bindung: Fotolito Longo, Bozen

Gedruckt auf chlorfrei gebleichtem Papier

Printed in Italy · ISBN 3 405 16442 7